2024年上海市闵行区科普资助项目（立项编号24-C-33）

漫　话　科　普

耳鼻喉科
日间手术

主　编　骆华杰

副主编　郭亚楠

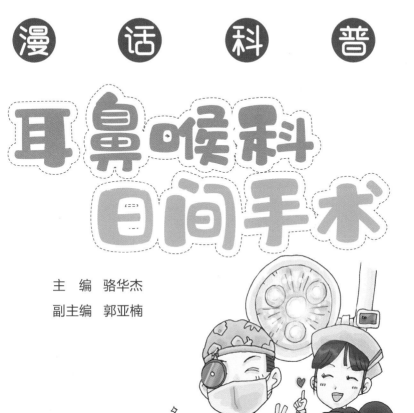

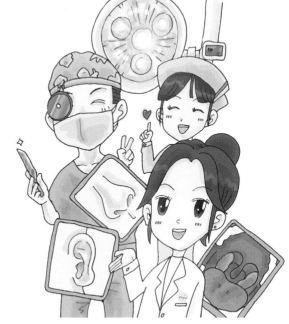

上海交通大学出版社
SHANGHAI JIAO TONG UNIVERSITY PRESS

内容提要

    本书以日间诊疗中耳鼻喉常见病、多发病为科普切入点,分为日间手术总体情况、围手术期和手术后耳、鼻、咽喉、头颈康复共七大章44节内容,涵盖术前检查、日间手术的诊疗特色、术后康复等,尤其对围手术期注意事项进行了重点阐述,让患者获得从疾病的诱因、发病机制到为什么做手术、如何做手术、术后注意事项等一站式全流程科普。本书可供相关专业人士,以及大众读者参考阅读。

图书在版编目(CIP)数据

漫话科普·耳鼻喉科日间手术/骆华杰主编.

上海:上海交通大学出版社,2024.10—ISBN 978-7-313-31740-7

Ⅰ.R762-49

中国国家版本馆 CIP 数据核字第 2024UU6982 号

漫话科普·耳鼻喉科日间手术

MANHUA KEPU · ERBIHOUKE RIJIAN SHOUSHU

主　　编:骆华杰		副 主 编:郭亚楠	
出版发行:上海交通大学出版社		地　　址:上海市番禺路 951 号	
邮政编码:200030		电　　话:021-64071208	
印　　制:上海锦佳印刷有限公司		经　　销:全国新华书店	
开　　本:880mm×1230mm　1/32		印　　张:4.75	
字　　数:94 千字			
版　　次:2024 年 10 月第 1 版		印　　次:2024 年 10 月第 1 次印刷	
书　　号:ISBN 978-7-313-31740-7			
定　　价:58.00 元			

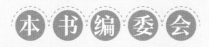

本书编委会

主　编　骆华杰

副主编　郭亚楠

编者及单位

骆华杰　上海交通大学医学院附属仁济医院
　　　　上海市闵行区浦江医院

郭亚楠　上海交通大学医学院附属仁济医院

刘思维　上海市闵行区浦江医院

冯书怡　上海市闵行区浦江医院

郑唯晟　上海交通大学医学院附属仁济医院

徐　菁　上海交通大学医学院附属仁济医院

王梦茹　上海交通大学医学院附属仁济医院

赵翊博　上海交通大学医学院 2022 级临床医学五年制

闫　磊　上海交通大学医学院 2022 级临床医学五年制

冯思硕　上海交通大学医学院 2022 级临床医学五年制

沈佳豪　上海交通大学医学院 2022 级临床医学五年制

郑博涛　上海交通大学医学院 2022 级临床医学五年制

王　帆　上海交通大学医学院 2022 级临床医学五年制

在这个医疗技术日新月异的时代,日间手术作为一种创新的医疗服务模式,正在逐渐改变我们对传统手术的认知。作为一名从业二十余载的耳鼻咽喉科医生,我有幸见证了中国日间手术的发展历程,并参与了这一变革的实践。

　　在多年的临床工作中,我深刻体会到:一方面,患者对于手术存在着恐惧、对康复充满着渴望;另一方面,住院难、手术难的问题既困扰着医院也增加了患者等待的焦虑。虽然日间手术通过规范的流程和制度,将患者住院天数缩短到一天以内,有效地提高了医院工作效率,可以让更多的患者减少住院手术等待时间,但日间手术有别于传统的住院手术,作为一种新的医疗服务模式,不可避免地会增加患者对手术安全性的疑虑。

　　《漫话科普·耳鼻喉科日间手术》这本书是一座沟通的桥梁,是解答患者对于耳鼻喉科常见日间手术疑惑的工具,是缓解患者对于日间手术担忧的良药,也可以作为临床耳鼻喉科医生科普宣教日间手术的手册。本书编写组力求用通俗易懂的语言,让复杂的医疗知识变得亲切而易于理解。本书从日间手术的基本概念、安全性,到耳鼻喉科每台手术术前准备、术后护理,每一个环节都经过了精心的梳理和阐释,希望能够为患者提供全方位的指导。

在多年的工作中,我们一直在思考如何能够更好地帮助患者理解手术过程,减轻他们的焦虑,帮助他们更快地恢复健康。这也是我们编写《漫话科普·耳鼻喉科日间手术》的初衷。希望通过这本书,能够帮助患者和家属更加清晰地了解日间手术,增强他们对治疗的信心。同时,我也期待这本书能够为医疗工作者提供参考,为促进日间手术模式在耳鼻喉科专业的推广做出努力,为促进国内日间手术整体的进一步高质量发展添砖加瓦。

在此,我要感谢所有支持和帮助我完成这本书的领导、同事、朋友和家人,项目得到了上海市闵行区科学技术委员会(2024 年科普项目立项编号 24‑C‑33)的支持,使得这本科普图书的出版成为可能。

最后,我要感谢每一位选择阅读这本书的读者。我相信,通过我们的共同努力,日间手术将为更多的患者带来福音,让他们在面对疾病时更加从容不迫。

祝愿每一位读者健康、幸福。

骆华杰

2024 年 9 月

第一章　什么是日间手术 ……………………………………… 001

日间手术与传统手术模式有何区别 / 002

国家鼓励日间手术新模式的开展吗 / 003

日间手术的特点是什么 / 004

第二章　日间手术安全吗 ……………………………………… 007

所有的手术都可以做日间手术吗 / 009

为患者做日间手术的医生是不是都是

"小医生" / 009

日间手术的住院时间这么短,安全如何保障 / 010

收好这份攻略:仁济医院耳鼻喉科日间手术

流程 / 011

第三章　日间手术期间,患者要做什么 ……………………… 013

原来日间手术的麻醉评估是这样做的 / 014

日间手术的术前检查时间及流程 / 015

全麻手术，我醒来的时候在哪儿 / 016

全麻手术后什么时候可以出院 / 017

日间手术患者出院后，要如何接受随访 / 018

第四章　咽喉要塞，医生当关疾病走开 ················· 019

天呐，会厌长了囊肿？来听医生怎么说 / 020

"烟嗓"也太有磁性了吧——小心声带息肉 / 024

"老烟枪"，别大意！声带任克水肿要警惕 / 028

初步诊断"声带白斑"，声带也会长斑吗 / 032

喉乳头状瘤能做日间手术吗 / 036

隐秘的角落可能暗藏玄机——声带囊肿 / 039

腺样体肥大：孩子夜间打呼噜，是睡得香吗 / 043

扁桃体肥大：你的"小卫兵"变成了"大块头"

　怎么办 / 046

早期喉癌、喉咽癌经口微创手术 / 050

改良悬雍垂腭咽成形术 / 054

第五章　耳聪方能快乐 ································· 059

《摔跤吧，爸爸》同款耳朵——耳郭假性囊肿 / 060

先天性耳前瘘管——老祖宗遗传下来的是

　"米仓"吗 / 063

耳朵前方的"拴马桩"——副耳知多少 / 067

耳朵上的黑痣，会是癌吗 / 070

外耳道胆脂瘤——一种"假性肿瘤" / 073

在耳朵里修水管——分泌性中耳炎鼓膜置管 / 077

耳根儿的小鼓包——耳后囊肿切除术 / 080

耳郭瘢痕疙瘩 / 083

鼓膜穿孔修补术 / 086

第六章　小小鼻子，问题多多 ⋯⋯⋯⋯⋯⋯⋯⋯⋯⋯⋯⋯ 091

鼻出血电凝术 / 092

一招拯救鼻塞——下鼻甲消融术 / 097

鼻骨骨折复位术 / 100

鼻内镜下鼻前庭囊肿切除术 / 104

鼻内镜下鼻中隔偏曲矫正术 / 107

真菌性鼻窦炎 / 111

鼻内镜下鼻腔泪囊吻合术 / 114

鼻咽部活检术 / 117

第七章　头颈部疾病知多少 ⋯⋯⋯⋯⋯⋯⋯⋯⋯⋯⋯⋯ 121

甲状腺结节，要不要手术切除 / 122

女生怎么长了喉结？这是甲状舌管囊肿 / 126

下巴下方的不明肿物，警惕下颌下腺肿瘤 / 130

这可不是简单的痘痘——颈部皮脂腺囊肿 / 134

明确颈部淋巴结肿大的性质——穿刺或活检 / 137

参考文献 ⋯⋯⋯⋯⋯⋯⋯⋯⋯⋯⋯⋯⋯⋯⋯⋯⋯⋯⋯⋯ 141

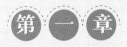

第一章

什么是日间手术

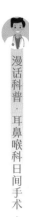

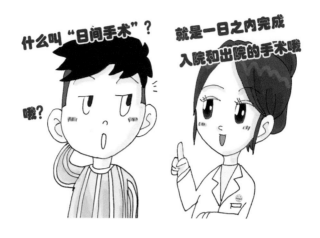

《《《《 · 引 子 · 》》》》

"日间手术"这一概念最早由英国儿科医生詹姆斯·H.尼科尔(James H. Nicoll)提出。自20世纪80年代开始,日间手术模式在欧美国家迅速发展,现已得到广泛应用,这是一种有别于传统住院手术和门诊手术的手术管理模式。目前许多国家日间手术占择期手术的60%以上,美国甚至高达85%以上。

日间手术与传统手术模式有何区别

根据2013年"中国日间手术合作联盟"(China Ambulatory Surgery Alliance, CASA)的定义,日间手术指患者在一日(24

小时)内入、出院完成的手术或操作。

CASA 特别注明:①日间手术是对患者有计划进行的手术和操作,不含门诊手术。②日间手术住院延期患者,即特殊情况下由于病情需要延期住院的患者,住院最长时间不超过48 小时。早在 2005 年,上海交通大学医学院附属仁济医院就试点开展日间手术,是国内最早探索日间手术模式的三级公立医疗机构之一,也是当时 CASA 的副主席单位,直接参与了早期日间手术定义的制定。

2022 年,国家卫健委组织制定了《医疗机构日间医疗质量管理暂行规定》,明确指出,日间医疗是指医疗机构在保障医疗质量安全前提下,为患者提供 24 小时内完成住院全流程诊疗服务的医疗服务模式。因此,可以说日间手术模式属于日间医疗的组成形式之一,在我国仍属于住院服务的组成部分。

▶ 国家鼓励日间手术新模式的开展吗 ◀

2015 年,国家卫健委印发《进一步改善医疗服务行动计划》,将"推行日间手术"作为改善医疗服务行动的重要措施。2018 年,国家卫健委在《进一步改善医疗服务行动计划(2018—2020 年)》中提出,鼓励有条件的医院设置日间病房、日间治疗中心等,推行包括日间手术、日间化疗在内的多种日间医疗服务,惠及更多患者。2019 年,《国务院办公厅关于加

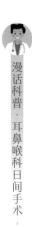

强三级公立医院绩效考核工作的意见》正式将日间手术占择期手术比例纳入了国考指标体系；2021年，国务院办公厅发布《关于推动公立医院高质量发展的意见》，将发展日间手术作为提升医疗资源使用效率的重要手段，进一步激发了医疗机构开展日间医疗的积极性。据统计，目前全国近60%的三级公立医院都开展了日间医疗。

日间手术的特点是什么

日间手术采用了以微创技术为主的手术模式，先进的麻醉、加速康复和护理技术以及对患者全流程的科学管理使日间手术具有以下三大特点。

（1）高效率：大大提高了医院病床周转率，减少了择期手术患者等待时间。

（2）低成本：缩短了住院时间，降低了治疗成本，减轻了医保和患者医药费用负担，节约了医疗卫生资源。

（3）高质量：按照日间手术流程开展的手术创伤小、康复快、院内感染率低。

综上，日间手术可以将手术候台时间缩短，让患者在24小时内完成入院、检查、手术、出院全过程。与传统手术相比，日间手术用药少，更能体现医生的技术价值，其好处显而易见：可减轻百姓负担、节约医保资金、减少医院损耗，更能提高医疗效率。

　　基于以上优点,除了国家卫健委发布了推荐手术目录外,很多地方的医保部门前期也制定了支持日间手术的相关政策以及医保版病种目录。

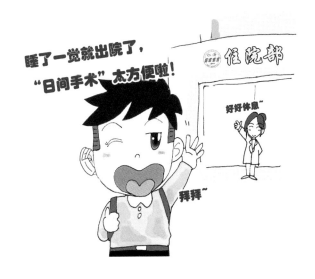

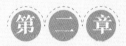

日间手术安全吗

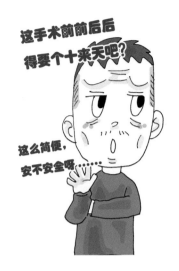

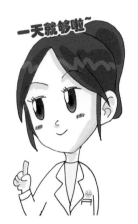

<<<< · 引 子 · >>>>

提到手术,很多人都会联想到这样的画面:预约床位、办理入院、排队等待手术,最后还得专人陪护。这一套下来,估计没有一两周时间是不够的。但现在,一些患者可在门诊完成所有检查,从入院、手术到出院只需一天即可完成。这种源自欧美发达国家、被称为"日间手术"的新型诊疗模式,因其可有效节约医疗资源、缓解医院手术"一床难求"的问题,正在国内积极推广。为保障日间手术的安全,国家出台了《医疗机构日间医疗质量管理暂行规定》,自 2023 年 1 月 1 日起施行。

所有的手术都可以做日间手术吗

遵循科学、安全、规范的原则，只有医院专门审议并通过的日间手术病种及手术，医生和临床科室才可以为患者开展日间手术。

负责患者手术的团队（医生、护士、麻醉师等）要综合评估患者的一般状况、基础疾病、医疗风险等，明确患者的疾病是否适宜接受日间手术。同时，手术团队也会遵循患者知情同意的原则，尊重患者的自主选择权。

为患者做日间手术的医生是不是都是"小医生"

医院重视加强临床科室和手术医师开展日间手术的审核授权管理。根据科室和医师的技术能力和医疗质量安全情况，结合科室申请，对科室和医师可以开展的日间手术进行审核、授权，将医师授权情况纳入医师的技术档案，并进行动态管理。因此，医院能开展日间手术的医生，都是经过医院审核的、有授权的"医生"。

日间手术的住院时间这么短，安全如何保障

　　医院和日间手术团队（医生、护士、麻醉师等）会加强日间手术患者的各类评估管理：在患者入院后手术前、手术后、出院前等关键时间节点进行病情评估，并根据患者病情变化和所接受的医疗服务调整评估内容；对接受有创诊疗和麻醉诊疗的患者，及时评估麻醉风险、手术/治疗风险、麻醉恢复情况、疼痛评分等；对不适合出院的日间手术患者及时中止日间手术流程转普通病房，病情严重者及时转入重症监护室。

　　医院会加强对日间手术患者的随访管理，根据不同病种特点及诊疗规律，明确随访时间、频次、内容和形式等，安排进行随访并准确记录，为有需要的患者提供出院后连续、安全的延伸性医疗服务。一般日间手术患者在出院后24小时内就会收到专门的首次随访。日间手术患者出院时，医院也会提供患者24小时联系电话，供患者有紧急突发情况时联络，并开放医院绿色救治通道。

　　医院管理部门还会建立日间手术各类应急预案，完善日间手术会诊、转诊机制，明确日间手术抢救资源配置与紧急调配机制，加强应急演练和培训，保障日间手术应急预案顺利执行。同时，医院也会不断加强日间手术质量（安全）不良事件管理，不断针对性地改进工作，持续降低不良事件发生率。

▸ 收好这份攻略:仁济医院耳鼻喉科日间手术流程 ◂

仁济医院日间手术使用"院前—院中—院后"全程信息化管理平台,结合科室情况采用个性化管理模式。目前,在仁济医院耳鼻喉科接受日间手术患者遵循流程模式详见下图:整个流程信息化管理,严格把控患者的准入、术前评估、安全的手术操作以及术后随访各个环节,全方位地保障医疗安全。

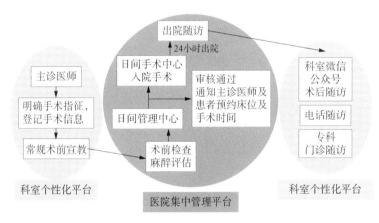

仁济医院耳鼻喉科日间手术流程

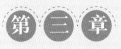

日间手术期间，
患者要做什么

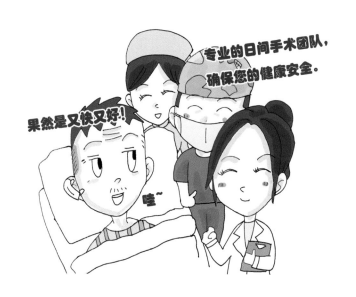

《《《 引 子 》》》

日间手术作为一种新的手术治疗管理模式,有哪些不同于传统手术流程的内容需要患者知晓的呢?

原来日间手术的麻醉评估是这样做的

患者在接受专科手术医生门诊之后,需要前往麻醉门诊进行术前评估,这一点区别于传统手术。麻醉门诊医生会对患者进行全面评估,包括患者的身体状况、麻醉史、药物过敏史等。这有助于确定最适合患者的麻醉方法，提高麻醉前准备的质量，优化术前并发症的诊治，减少患者不必要的实验检查及会诊，减轻患者焦虑，减少手术和麻醉并发症，尽量避免因评估和准备不足导致手术延期或停台，提高患者和医生的满意度。同时，麻醉医生会根据患者接受麻醉的耐受状况和相关危险因素，对患者整体状况和手术危险性进行分级。一般情况下，只有麻醉分级为1～2级的患者（1级：患者身体健康，无基础疾病，对麻醉和手术耐受良好。2级：患者身体基本健康，有轻微系统性疾病，但代偿功能健全，对一般麻醉和手术可以耐受，风险较小）才被允许接受日间手术；麻醉评估患者有严重系统性疾病，即3级以上的，原则上应仍旧以传统手术模式治疗。

日间手术的术前检查时间及流程

因为要节约住院时间，原先传统住院手术模式在住院后手术前完成的相关检查和准备，就需要患者在门诊期间完成，尤其是全身麻醉日间手术需要完成术前各项必要的检查和准备。如：完成血常规、凝血功能、肝肾功能、电解质、胸片、心电图以及与疾病相关的必要检查；签署麻醉知情同意书；制订与手术及患者情况相匹配的麻醉个体化预案；充分地告知，提高患者的参与度。结合手术大小、部位、患者自身情况、麻醉方式和合并症严重程度和控制情况,专科医生、麻醉医生和护士会综合判断给予患者手术前健康宣教。尤其是全身麻醉手术,为了减少手术期间的呕吐和误吸风险,患者通常需要在手术前一定时间内保持空腹。具体的空腹时间要根据手术类型和麻醉方法而定,患者需要按照医生的建议进行禁食。

全麻手术,我醒来的时候在哪儿

全身麻醉简称全麻,全麻的日间手术结束后,患者最后是怎么醒过来的呢?患者在开展全麻日间手术时,术前麻醉医生通常会让患者深呼吸,之后再用药,然后没过几秒钟,患者就睡着了,没有痛觉和其他任何感觉,最后患者常常也不知道自己是怎么醒过来的。醒来的时候,只听见有人在叫自己的名字,而自己却无法开口说话,也不能动弹,一般要过一会儿,才能够开口说话,活动手脚。很多患者想知道自己是怎么从麻醉中醒来的。麻醉师在麻醉过程中常用的三种药物类型包括:以麻醉药物让患者丧失意识,进入昏睡状态;以镇痛药物起到止痛的效果,让患者不会有疼痛感;以肌松药使肌肉松弛,让患者不能动弹,便于手术操作。

一般来说,医生缝合伤口,手术快要结束的时候,麻醉医生会开始停药。现在麻醉师用的各种药物一般代谢时间都很短,主要是通过肝、肾等器官代谢,等到药物降到有效浓度以下，麻醉的效果就会消失，这时你就会醒来，等到完全清醒以后，医生就会拔除气管插管，让你自己呼吸。如果你已经醒了，但是动弹不得，说明你身体里的肌松药还没有代谢完，这个不用太紧张。

通常日间手术结束后，有条件的医院会把患者转移到手术室内的麻醉恢复室进行观察和护理。麻醉医生会在这里继续监测患者的生命体征，并确保患者的舒适和安全，直到患者意识完全清醒，活动正常。

全麻手术后什么时候可以出院

麻醉医师和手术医师都会在术后查看患者，根据其专业知识及临床经验综合判断，评估日间患者术后是否可以出院。为了保障患者的医疗质量安全，医院也会制订明确的出院评估标准和管理制度，要求遵照执行，具体包括以下几方面：①生命体征平稳 1 小时。②患者意识清醒，对时间、地点、人物等定向力恢复。③术后疼痛已经充分控制，或术后疼痛可用口服的镇痛药物控制。④能够独立或者在家属帮助下穿衣和走动。⑤无或轻微的可以通过口服药物控制的恶心、呕吐症状。⑥伤口出血或渗出轻微。⑦已排尿（限于部分手术）。⑧有健康成年人陪同离院，保证在出院后 24 小时内有成人陪护。⑨口头及书面的术后康复指导，包括术后护理指导、门诊随访时间等。⑩医院提供患者 24 小时的紧急联系电话。

日间手术患者出院后，要如何接受随访

　　日间手术患者出院后并不意味着就脱离严密的医疗观察，为了确保患者的安全，医院还需要制订缜密的术后随访制度。医护人员与出院患者、患者家属有目的的沟通和交流，可以让患者居家享受延续性的医疗护理服务，既能解除患者的后顾之忧，又能预防和及时发现患者术后并发症等情况，改善患者就医体验，提升满意度。具体方法有：电话随访、家庭医生家访以及基于互联网技术的 App、微信等多种形式的联络。日间手术患者出院随访内容及随访频度由外科医生、麻醉医师及护理团队共同商定，既有近期随访计划亦有远期的随访计划。为了进一步保障日间手术患者出院后的安全，日间手术的医院社区一体化服务模式值得推广。即日间手术患者出院后由社区医护人员通过家访或社区医院就诊等形式观察术后病情的变化、进行康复指导，以及伤口的换药拆线，从而建立形成"手术在医院、康复在社区"的我国日间手术运行模式。

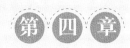

咽喉要塞，
医生当关疾病走开

天呐，会厌长了囊肿？来听医生怎么说

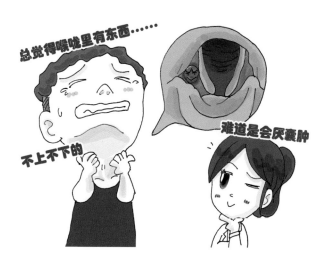

引 子

"医生，我感觉喉咙里有东西，吐不出来又咽不下去，可难受了！"平时咽喉部有类似情况的您，该给自己做个体检了！通过电子咽喉内镜我们可以发现那些长得很"突出"的咽喉部病变（声带息肉、咽喉部乳头状瘤、会厌囊肿、声带白斑、下咽癌、喉癌等）。下面我们要介绍的是咽喉要道上的囊肿——会厌囊肿。

·什么是会厌?

在介绍会厌囊肿之前,我们先要了解一下什么是会厌。会厌是喉咙里负责"把门"的器官,位于舌根后方,形似树叶,上宽下窄,可像一个盖子那样上下活动。进食吞咽时,会厌向下盖住喉咙口使其关闭,阻止食物进入气管,否则我们吃饭喝水时会被呛到!

·会厌为什么长囊肿?

有一部分原因是会厌先天性发育畸形,黏膜下形成了小囊。在婴儿出生后这个小囊会随着发育逐渐扩大,在里面充满黏液从而形成囊肿。

有些会厌囊肿是后天形成的。喉部慢性炎症、机械性刺激和创伤引起会厌黏膜内的黏液腺出现腺管阻塞,腺体分泌物堆积,从而形成后天性会厌囊肿,常见的有潴留囊肿和表皮样囊肿。潴留囊肿多见于会厌舌面,表皮样囊肿则多见于会厌谷中。

·会厌囊肿有什么症状?

会厌囊肿一般会在喉纤维镜检查的时候被发现。成人在囊肿较小时无明显症状或仅仅"喉咙"有轻微异物感,常常容易忽视,而在囊肿较大时可能出现吞咽困难、刺激性咳嗽,甚至呼吸困难。婴幼儿咽腔空间较狭小,即便囊肿体积不大,症状也很明显,常有声嘶、哭声微弱、呼吸不畅等症状,喂养时有憋气、喘鸣、间断性哭声等症状。

·会厌囊肿也可以做日间手术吗?

会厌囊肿无特效药物治疗,对于囊肿较小没有明显症状的患者,可以暂不处理,定期随访观察;对于囊肿较大,引起喉部不适感甚至呼吸困难的患者,可以通过日间手术进行治疗。确定需要手术处理的会厌囊肿,经过严谨的术前病情评估和麻醉评估,患者可以在全麻下行支撑喉镜辅助会厌囊肿切除日间手术。现在得益于微创手术技术的提升,配合手术显微镜以及激光等先进的术中止血设备,术后出血等并发症已经远远少于传统手术,会厌囊肿完全可以做日间手术。患者一般预后良好,但少数患者可有复发。

会厌囊肿日间手术围手术期管理

(1)完善常规检查和专科检查,包括血常规、尿常规、肝肾功能、电解质、血糖、凝血功能检查,感染性疾病筛查,胸片、心电图等检查,电子或纤维喉镜检查(必做项目)。

(2)患者无须备皮,但须取出假牙等口中可移动的异

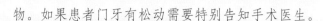

物。如果患者门牙有松动需要特别告知手术医生。

（3）术前1天洗澡、洗头。

（4）全麻手术，术前须按要求禁食、禁水。

配合麻醉摆放体位即可。

术后

（1）患者在全麻未清醒前，应采用去枕侧卧位。

（2）须密切观察患者吐出唾液中是否混有新鲜血液，如有活动性血液持续吐出，须紧急处理；术后患者咽喉部异物感增强，须避免剧烈咳嗽、用力咳吐动作，以免引起伤口出血。

（3）给予抗炎消肿药物雾化吸入，加速伤口肿胀减退。

（4）手术当日饮水无呛咳后，饮食宜为冷流食，不宜热饮，后逐渐过渡到半流质、到软食，避免坚硬、辛辣刺激性食物。

（5）进食前后漱口，保持口腔清洁，预防感染。

·会厌囊肿日间手术患者出院后需要注意什么？

出院后如果没有发热出血等特殊情况，建议手术后2周复查，根据查体结果及喉镜检查判断会厌黏膜恢复情况，愈合良好者可此后每半年至1年复查1次；患有咽喉慢性炎症的群体应注意少食过冷、过烫、过辣的刺激性食物,戒烟限酒,做好咽喉保健。

"烟嗓"也太有磁性了吧——小心声带息肉

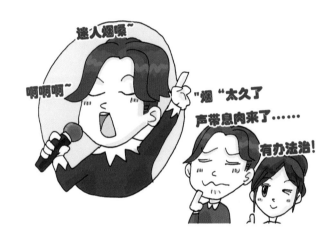

引 子

"哇,这烟嗓也太有磁性了吧!""烟嗓"是一种高超的发声技巧,歌手们以其独特的音色受到粉丝们的喜爱。然而,长期声音嘶哑或逐渐出现的"烟嗓"需要警惕,小心可能是声带出了问题!用嗓不当或过度可能引起各种声带疾病。今天我们来了解一下可能造成嗓音嘶哑的"声带息肉"吧!

· 什么是声带息肉?

声带息肉是声带固有层浅层发生的局限性病变，多位于声带游离缘前中部，显示为半透明白色或粉红色的表面光滑的肿物。单侧多见，也可以双侧出现，带蒂或不带蒂，也可广基。声带息肉的主要症状是较长时间声嘶，其程度与息肉大小和部位有关：声带息肉越大，声音嘶哑越严重，反之，声嘶轻；息肉长在声带游离缘处声嘶明显，长在声带表面对发声影响小，广基的大息肉可引起失声。巨大声带息肉可以堵塞声门引起吸气性喉喘鸣和呼吸困难。

· 声带息肉爱找谁?

声带息肉可以找上任何年龄的人群，以下情况更容易高发：职业用声者，过度讲话者(销售人员、教师、主播等)，月经期过多讲话或者唱歌的女性，嘈杂环境中用声者，上呼吸道感染期间过度用声者，大吼大叫的情绪激动者，吸烟人群，滥用嗓音的青少年和儿童。

· 声音嘶哑怎么办?

如果怀疑自己得了声带息肉，建议前往正规医院的耳鼻喉科就诊，医生通过喉镜检查即可发现声带上的病变，根据病变外形可以作出初步诊断。如果发现声带息肉表面有一些角化物、白斑,或者声带息肉不典型,还要酌情加做窄带成像技术检查、喉CT检查,以鉴别息肉和其他声带病变。声带息肉通常是声带的良性病变,喉镜检查只见"其形"不见"其",但最终需要病理学检查才能确诊。

· 声带息肉怎么治?

声带息肉在早期可以采用保守治疗,如让声带休息、嗓音训练配合药物治疗。药物治疗主要包括口服药物和雾化治疗。但大多数声带息肉需手术治疗,同时辅助嗓音训练。若经过评估排除手术禁忌证,声带息肉是可以做日间手术治疗的。日间手术常用的方法是全麻显微支撑喉镜下切除术,手术前的准备工作与前述的会厌囊肿日间手术相同。耐受力强、配合度较高的患者也可以在局麻电子喉镜下进行手术。

声带息肉日间手术围手术期管理

术前

(1) 在嗓音治疗师的指导下进行发音训练。

(2) 完善术前常规检查和专科检查(喉镜检查)。同会厌囊肿术前准备。

(3) 患者无须备皮,但须取出假牙等口中可移动的异物。

（4）术前 1 天洗澡、洗头。

（5）全麻手术，术前须按要求禁食、禁水。

术中

配合麻醉摆放体位即可。

术后

（1）根据嗓音治疗师的指导进行发声训练。

（2）防止剧烈咳嗽、用力咳痰，以免加重声带伤口肿胀，延迟康复。

（3）给予抗炎消肿药物雾化吸入，预防声带水肿。

（4）饮水无呛咳后进温凉软食，避免坚硬、辛辣刺激性食物。

（5）进食前后漱口，保持口腔清洁，预防感染。

·声带息肉术后要注意什么？

声带息肉术后适当予以糖皮质激素超声雾化吸入，休声1～2周，切忌高声歌唱和大声讲话，建议患者配合医生进行嗓音康复训练。术后定期进行喉镜复查，观察声带黏膜恢复情况。注意，大多数声嘶患者常常下意识地自行采用耳语发声，想以此减轻声带的负担，使声带得到休息，保护嗓音。其实，这是一种错误的认识，耳语产生于声门裂的膜间部关闭，耳语时声带也必须运动，因此并不能让声带得到休息。注意，声带息肉术后也可能复发,因此戒烟限酒、适度用嗓、做好日常保健尤为重要。嗓音保健小贴士:改善声带使它足够水化和润滑,每日饮水 6～8 杯(2 升左右),水温适宜,多吃黄瓜、甜瓜、葡萄等含水丰富的水果。

"老烟枪",别大意! 声带任克水肿要警惕

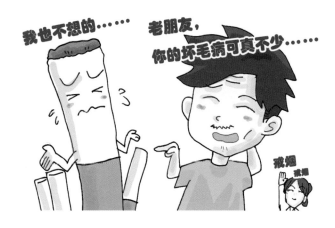

引 子

"医生,我抽了几十年的烟了,烟杆就是我的老朋友啊。可近几年这声音越来越沙哑,有时候讲话讲不到一半就失声了!您看我这嗓子怎么回事?"在耳鼻喉科门诊,说这话的患

者朋友可不算少！那么，接下来让我们一起来了解，爱找上"老烟枪"的声带疾患——声带任克水肿（Reinke' sedema）。

·什么是声带任克水肿?

声带任克水肿是一种特殊类型的声带良性增生性病变，主要表现为声带黏膜下固有层浅层（任克间隙）全长高度水肿，常常为双侧。既往将声带任克水肿又称作声带广基鱼腹状息肉、息肉样声带炎、息肉样退行性变、声带慢性水肿样肥厚等。

·病因是什么?

水肿是声带对外伤、污染、用嗓不当所产生的自然反应。一般认为，这个毛病与吸烟关系最大，98%的声带任克水肿患者都有长期吸烟历史，而得这个病的大多是中、老年男性。除此之外，过度用嗓、咽喉反流、鼻及鼻窦的慢性疾病及代谢异常也可能导致声带任克水肿。流行歌手、播音员、律师及售货员等职业用嗓人员发病率比较高。

·患者可有哪些表现?

(1) 声音嘶哑:持续声音嘶哑，音高低沉，女性患者讲话像男性。

（2）发音疲劳：没法长时间讲话，常常说着说着就觉得嗓子发不出正常的音了。

（3）咽喉部不适：可伴咽喉部异物感，老想清嗓子，这反而会进一步刺激病变的声带。

（4）呼吸困难：水肿严重的，声带可阻塞声门，出现呼吸不畅，甚至呼吸困难或喉痉挛。

（5）喉镜检查：声带全长膨胀性水肿，看起来是半透明的，表面毛细血管网清晰可见。

·声带任克水肿怎么治疗?

（1）保守治疗：戒烟，伴有咽喉反流者应进行相应的抗酸治疗，控制嗓音滥用，同时进行发音治疗。合并甲状腺功能减低患者应首先进行内科治疗。当声带任克水肿潜在的病因被确定及治疗后，一些患者声带水肿会部分缓解，但该病声带病变体积较大、基底较广，多数患者保守治疗无效，需要手术治疗。

（2）手术治疗：保守治疗无效，对自己发音质量不满意、有癌变可能或有呼吸道阻塞症状者可进行手术，基本流程与声带息肉日间手术一致。但对于一些专业用嗓人员来说，声带任克水肿的低沉音色可能是其重要的、标志性嗓音特征，选择手术时应慎重。手术在全麻状态下进行，术中会用到显微器械及二氧化碳激光，以切除多余的黏膜及细胞外基质成分。

· 术后注意些什么?

(1) 术后常规雾化吸入 1 周。

(2) 由于手术范围涉及双侧任克层全长,术后恢复时间较长,需 3~4 周。

(3) 为防止声带粘连,术后不必完全噤声,可以适当限声或适当做深呼吸运动。

(4) 建议术后继续戒烟及抗酸治疗,并进行发音治疗。

· 声带任克水肿会复发或癌变吗?

(1) 声带任克水肿累及声带全长,病程长,治疗康复时间相对延长。如果手术方法得当,术后很少复发。在临床治疗过程中,患者在切除病变后,应纠正不良的生活习惯及发音习惯,确保术后发音功能恢复。

(2) 本病是声带的良性增生性病变,恶变率较小,但其病因之一吸烟是喉癌、肺癌等呼吸道肿瘤的高危因素,因此并不排除喉部同时合并恶性肿瘤,术中会常规取组织进行病理学检查,这样才能揭开病变的面纱,给病变下一个明确的诊断。

初步诊断"声带白斑"，声带也会长斑吗

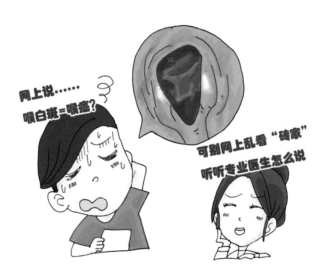

———— 《《《《 引 子 》》》》 ————

　　有不少声音嘶哑的患者，在耳鼻喉科门诊得到的初步诊断是"声带白斑"或"喉白斑"，又了解到这可能会恶变，于是便出现谈"斑"色变的焦虑情绪。

·声带白斑：了解它，不再谈"斑"色变

声带白斑仅是形态学的描述，指声带黏膜表面不易被去除的灰白色点状或斑片状物。并不是所有的声带表面灰白色病变都是白斑，如喉炎引起的声带伪膜、声带霉菌感染、声带结核、任克水肿、角化性喉乳头状瘤等，尽管也是声带表面灰白色病变，但不是声带白斑，因为它们已有各自的诊断。声带白斑可以是黏膜上皮单纯性增生，也可以是不典型增生（异型增生），后者恶变率比前者高，被认为是喉癌前病变，癌变率为10％～30％。

·声带白斑发生的原因有哪些呢?

声带白斑的病因有些复杂，可分为理化因素、生物因素、基因调控及免疫相关因素等，日常生活中常见的不良习惯如吸烟、饮酒、用嗓过度是声带白斑发生的重要危险因素。除此之外，咽喉反流和幽门螺杆菌感染也可能与声带白斑的形成有一定关系。

·声带白斑怎么治?

如果喉镜下首次发现了声带白斑，应该选择回家观察还是手术切除呢? 这得根据声带白斑的成因、性质，以及肉眼下

所见声带白斑的光滑程度来决定。对部分怀疑异型增生的病变，须进行切除性活检，借助病理学检查来判断声带白斑到底有没有发生恶变或有没有恶变的潜力。病理特征反映了声带白斑发生的严重程度，声带白斑的上皮异型增生包括无异型增生，轻度、中度和重度异型增生以及恶变的一系列变化。在这个过程中，无异型增生及轻度声带白斑只需要采用病因治疗（非手术治疗），遵医嘱随访观察即可。而重度异型增生及恶变的情况下需要手术治疗。

目前声带白斑的手术也完全可以做到日间化。声带白斑的日间手术——支撑喉镜下声带白斑活检术，手术前准备与声带息肉日间手术基本相同，但是手术目的除了去除可见的白斑，改善患者发音质量外，更为重要的是，将取下的白斑做病理检查，明确其病理性质，从而明确诊断、判断预后、加强随访。

总之，声带白斑可不只有"祛斑"这么简单，详情建议声带白斑患者到正规医院的耳鼻喉科咨询医生！

声带白斑日间手术围手术期管理

（1）完善术前常规检查和专科检查（喉镜检查），同声带息肉手术。

（2）在嗓音治疗师的指导下进行发音训练。

（3）患者无须备皮，但须取出假牙等口中可移动的异物。

（4）术前 1 天洗澡、洗头。

（5）全麻手术，术前须按要求禁食、禁水。

配合麻醉摆放体位即可。

（1）根据嗓音治疗师的指导，进行发声训练。

（2）防止剧烈咳嗽、用力咳痰，以免引起伤口出血。

（3）给予抗炎消肿药物雾化吸入，预防声带水肿。

（4）饮水无呛咳后进温凉软食，避免坚硬、辛辣刺激性食物。

（5）进食前后漱口，保持口腔清洁，预防感染。

· 声带白斑会复发吗?

喉异型增生复发较常见，术后仍须按照医生的嘱咐，控制诱发因素，严格戒烟，不过度用嗓。有咽喉反流的患者须结合抗反流治疗，并定期到医院复查随访。

喉乳头状瘤能做日间手术吗

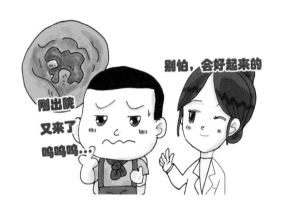

<<<<< 引 子 >>>>>

　　喉乳头状瘤(papilloma of larynx)的儿童患者往往是耳鼻喉科的常客,相当一部分患者频繁地复发和手术,饱受疾病折磨。小明(化名)今年5岁,3年前确诊"喉乳头状瘤",过去3年他已经接受了多次喉部手术,最近一次手术后刚出院不到1个月,再次出现"声音嘶哑",伴有呼吸不畅,来到了耳鼻喉科就诊。经过喉镜检查,果然不出所料,医生在小明的喉部发现了乳头状的新生物。那么,到底什么是喉乳头状瘤,又有怎样的应对之术呢?

·什么是喉乳头状瘤?

喉乳头状瘤是喉部最常见的良性肿瘤之一,可发生于任何年龄,目前分为儿童型及成年型。儿童型喉乳头状瘤生长快,易复发,常为多发性,随年龄增长有自限趋势。成年型多为单发,有癌变可能。该病是由人乳头状瘤病毒(human papilloma virus, HPV)所致,其中以 HPV - 6、HPV - 11 为主,随着病毒颗粒的播散,病灶可能会波及邻近黏膜甚至气管和肺,造成呼吸困难甚至死亡。除了这些原因,喉的慢性炎性刺激及内分泌失调也可能是致病因素。

·喉乳头状瘤复发是怎么回事?

儿童喉乳头状瘤易复发,许多儿童患者经历手术、复发、再手术,又复发,反复多次,这到底是为什么呢? 其实,医生手术"铲除"的乳头状瘤组织只是黏膜隆起的病变组织,而 HPV 病毒可以潜伏于上皮基底细胞,造成亚临床和潜在感染,这可能是手术治疗不易"斩草除根"的原因。目前除了手术之外,已有多种辅助治疗方法处于研发阶段,希望终有一天可以消灭这一疾病。

·喉乳头状瘤的治疗方法是什么?

目前以手术治疗为主,一般为全麻手术,部分病变体积小、暴露好、配合度高的成人患者可在纤维喉镜下行局麻手术。支撑喉镜下应用二氧化碳激光切除肿瘤是目前最常用的方法之一,根据医疗条件、患者配合度等具体情况,也可应用显微吸割器或磷酸钛氧钾(KTP)激光器切除喉乳头状瘤。需要注意的是,部分幼儿有严重呼吸困难的情形,这种情况下会考虑先行气管切开术恢复通气,即"先保命,后治病"。现在临床上不建议常规使用干扰素及中药等药物治疗。

· **无论儿童还是成人, 喉乳头状瘤手术都可以做日间手术。**

喉乳头状瘤日间手术围手术期管理

 术前

（1）完善术前常规检查和专科检查(喉镜检查)。

（2）患者无须备皮,但须取出假牙等口中可移动的异物。

（3）术前 1 天洗澡、洗头。

（4）全麻手术,术前须按要求禁食、禁水。

（5）局麻手术,手术当天可正常饮食,无须禁食、禁水。

 术中

配合麻醉摆放体位即可。

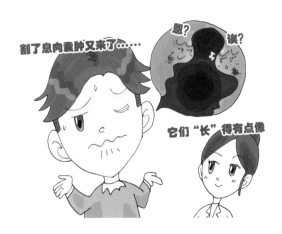

术后

（1）防止剧烈咳嗽、用力咳痰,以免引起伤口出血。

（2）给予抗炎消肿药物雾化吸入,预防声带水肿。

（3）饮水无呛咳后进温凉软食,避免坚硬、辛辣刺激性食物。

（4）进食前后漱口,保持口腔清洁,预防感染。

（5）定期门诊复查,以防肿瘤复发。如发现患儿呼吸不畅,及时就诊。

隐秘的角落可能暗藏玄机——声带囊肿

"大夫，我声音嘶哑持续好多年了，以前做过声带息肉切除术，但术后声音还是没有好起来，您帮我看看到底是怎么回事。"正如这位患者所说，声带息肉已经切除，为何嗓音仍然嘶哑，难道是"另有隐情"吗？

·什么是声带囊肿?

　　声带囊肿（vocal fold cyst）为原发于声带内的囊肿，常常长在单侧声带上，可以引起对侧声带黏膜增厚或突起（接触性小结）。声带囊肿常常是创伤导致黏液腺管阻塞所致，患者多有嗓音滥用的病史，也可以为先天性或其他原因。声带囊肿约占声带良性疾病的 20%。

·声带囊肿会有哪些表现?

　　声带囊肿会干扰双侧声带振动，导致持续性声音嘶哑，不能发高音，或者发声容易疲劳。初步诊断声带囊肿需要进行喉镜检查。普通喉镜下可以观察到声带囊性新生物，表面有小血管增生；频闪喉镜检查可以观察到长了囊肿的一侧声带振动幅度明显减小。但是，普通喉镜检查可能并不能作出准确判定，要在手术过程中声带囊肿才能被确诊，因为普通喉镜下它的外观与声带息肉实在是太像了。声带囊肿易与声带息肉混淆，也有可能两者合并存在。声带囊肿患者易并发声带息肉，而单纯将声带息肉切除，将囊肿残留，术后病情仍不会好转。

·声带囊肿的治疗方法有哪些?

（1）手术治疗：声带表皮样囊肿是嗓音外科的适应证，只有手术摘除囊肿才能达到改善和恢复嗓音的目的。

（2）发声训练：术前、术后进行发声训练可以治愈声带囊肿。建议在嗓音治疗师的指导下进行发声训练，目的是消除患者的过度用力发声行为，避免进一步损害嗓音。

① 局部放松训练：重点是颈部和喉部的放松练习。

② 呼吸训练：学习控制和调节呼吸深度、呼气量；高强度发声时，维持膈-腹肌的平衡，保证有效的呼吸支持。

③ 发声"吸管"练习：口含吸管进行吹气、发声。

④ 起音练习：减少硬起音。

⑤ 音调扩展练习：通过高音区的滑音练习，增强声带组织的弹性。

· **声带囊肿切除术可以做日间手术。**

声带囊肿切除术日间手术的
围手术期管理

术前

（1）完善术前常规检查和专科检查（喉镜检查）。

（2）在嗓音治疗师的指导下进行发音训练。

（3）患者无须备皮，但须取出假牙等口中可移动的异物。

（4）术前1天洗澡、洗头。

（5）全麻手术，术前须按要求禁食、禁水。

术中

配合麻醉摆放体位即可。

术后

（1）根据嗓音治疗师的指导，进行发声训练。

（2）防止剧烈咳嗽、用力咳痰，以免引起伤口出血。

（3）给予抗炎消肿药物雾化吸入，预防声带水肿。

（4）饮水无呛咳后进温凉软食，避免坚硬、辛辣刺激性食物。

（5）进食前后漱口，保持口腔清洁，预防感染。

（6）出院后定期门诊复查，以防复发。

腺样体肥大：孩子夜间打呼噜，是睡得香吗

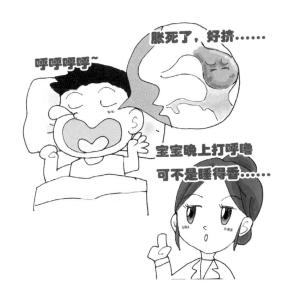

— 引 子 —

　　小孩夜间张着小嘴打呼噜，可不是睡得香噢！我们的鼻子里有一个特殊的"小橘瓣"叫腺样体。它的功能就是帮人体抵抗感染和疾病，就像一个小小的保卫者。但是，有时候它会长得太大，变成一个"大柚子瓣"，导致鼻腔通气不畅。今天我们就来跟家长朋友们聊聊，孩子腺样体肥大该怎么办。

· 腺样体到底是什么?

腺样体是位于鼻咽部的一种淋巴组织,形状像橘瓣,它的主要功能是帮助我们抵御细菌和病毒的侵袭。在正常生理情况下,儿童2～6岁时腺样体增生旺盛,10岁以后逐渐萎缩,到成人时则基本消失。有时候这个"小橘瓣"会长得太大,变成一个"大柚子瓣",把鼻咽部的通道堵住,出现一系列临床症状,这种情况就叫做"腺样体肥大"。

· 腺样体肥大会有什么症状呢?

腺样体肥大可能引起以下症状:鼻塞或呼吸困难、打鼾或睡眠呼吸暂停、耳闷或耳痛等耳部不适、张口呼吸、鼻涕倒流等。如果不及时治疗,还可能导致耳朵感染,发生呼吸系统疾病,产生睡眠问题等,长期如此,甚至影响面部发育,造成"腺样体面容"。长期睡眠打鼾、缺氧,还会导致白天嗜睡,影响生活和学习。

· 对于腺样体肥大应该如何治疗?

如果从未使用过药物治疗,建议先药物保守治疗1～2个月,局部鼻喷激素联合口服白三烯受体拮抗剂治疗有效。同时,注意平衡营养,提高机体免疫力,积极治疗原发病。根据病情选用适当的药物治疗，有助于调整机体状态，改善症状。如果确实治疗效果不明显，可以考虑手术治疗。

· 腺样体切除术是一种全麻日间手术。

腺样体切除日间手术围手术期管理

术前

（1）完善术前常规检查以及鼻内镜或鼻咽侧位片检查，行多导睡眠监测明确睡眠憋气情况，行听力学检测明确中耳情况。

（2）重度打鼾的儿童还应该增加相应辅助检查，如心脏超声检查、动脉血气检查及肺功能检查等，充分做好术前评估。

（3）患者无须备皮，但须取出口中可移动的异物。

（4）术前1天洗澡、洗头。

（5）全麻手术，术前须按要求禁食、禁水。

术中

配合麻醉摆放体位即可。

术后

（1）术后体位：患者未清醒前，应采用去枕半俯卧位。

（2）饮食：术后4～6小时进半流质饮食。

（3）注意出血：注意鼻腔或口腔内有无鲜血流出。随时将口内唾液吐出,不要咽下。唾液中混有少量血丝时,不必介意,如持续口吐鲜血或全麻儿童不断出现吞咽动作,应立即检查,及时止血。出院后发现出血及时就医。

扁桃体肥大:你的"小卫兵"变成了"大块头"怎么办

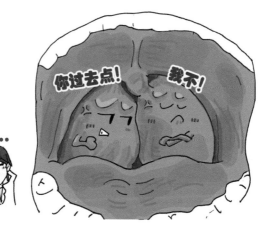

引 子

我们的口咽腔两侧,有"秦琼和尉迟恭"两个"小卫兵",负责保护我们的机体免受细菌和病毒的侵犯。他们就是扁桃体！但是，当他们因为各种原因增生肥大，变成了"大块头"时，就可能阻挡口咽腔通道，甚至可能发生"叛变"，对我们的健康造成危害。那么，如果发现自己的扁桃体变大了，应该如何应对呢？

·为什么会发生扁桃体肥大？

扁桃体肥大的原因有很多，包括：

（1）慢性扁桃体炎。咽痛，易感冒，曾有反复急性扁桃体炎发作，平时自觉仅有轻微症状，如咽内发干、发痒、异物感、刺激性咳嗽等。如果扁桃体的"沟壑"内残留腐败食物残渣或有大量厌氧菌感染，就会出现口臭。小朋友的扁桃体过度肥大，可能出现呼吸不畅、睡时打鼾等症状。

（2）扁桃体生理性肥大。在幼儿和青少年时期，即使没有出现过反复的扁桃体发炎，扁桃体仍然可以出现生理性肥大，通常并不会感到不适，而且扁桃体表面是光滑、清洁的。

（3）扁桃体角化症。这是扁桃体隐窝口上皮过度角化，出现白色尖尖的颗粒样物，非常坚硬，附着牢固，擦拭不掉。如果用力去擦拭可能会出血。

（4）扁桃体肿瘤。一侧扁桃体迅速增大，或扁桃体肿大并有溃疡，常伴有同侧颈淋巴结肿大，应考虑肿瘤的可能，这种情况下需要通过手术活检才能确诊哦！

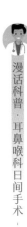

·如何治疗扁桃体肥大？

尚未达到手术适应证的情况下可以选择保守治疗，例如使用抗菌药物，加强体育锻炼，增强体质和抗病能力；也可以根据需要使用有脱敏作用的细菌制品（如用链球菌变应原和疫苗进行脱敏）。但经过评估达到手术适应证的情况下，可以施行扁桃体切除术治疗。

·扁桃体切除术是一种全麻日间手术。

扁桃体切除日间手术围手术期管理

（1）完善术前常规检查，行多导睡眠监测明确睡眠憋气情况，行听力学检测明确中耳情况。重度打鼾儿童还应该增加相应辅助检查，如心脏超声、动脉血气及肺功能检查等，充分做好术前评估。

（2）患者无须备皮，但须取出假牙等口中可移动的异物。

（3）术前1天洗澡、洗头。

（4）全麻手术，术前须按要求禁食、禁水。

术中

配合麻醉摆放体位即可。

术后

（1）体位：患者未清醒前，应采用去枕半俯卧位。

（2）饮食：术后4～6小时进冷流质饮食，次日改用半流质饮食。

（3）注意出血：术后24小时内或术后5～6天白膜脱落时为出血发生最常见的时间段，应注意随时将口内唾液吐出，不要咽下。唾液中混有少量血丝时，不必介意；如持续口吐鲜血或全麻儿童不断出现吞咽动作，应立即检查，及时止血。出院后发现出血请及时就医。

（4）创口白膜形成：术后第2天扁桃体窝出现一层白膜是正常反应，对创面有保护作用。

（5）创口疼痛：术后24小时较为明显，可适当应用镇静、止痛药。

（6）伤口感染：术后应遵医嘱勤漱口。术后3天体温突然升高或术后体温持续在38.5℃以上，创面未生长白膜或白膜污秽，应及时报告护士或医生。

扁桃体术后继续观察，患者无发热等感染迹象，病情稳定，没有明显出血等并发症表现，可以出院。术后2周复查。出院后注意饮食，加强营养，术后10～15天不进硬质食物。10天内避免到人群密集的封闭环境中活动，注意口腔清洁。

早期喉癌、喉咽癌经口微创手术

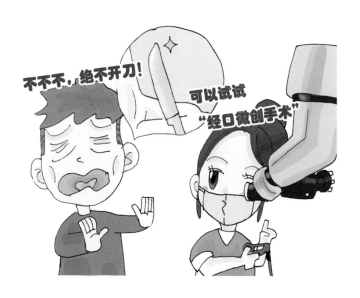

· 引 子 ·

　　50岁的张先生，发现自己说话声音逐渐嘶哑，清嗓后感觉略有好转，由于平时抽烟比较多，总觉得可能是慢性咽喉炎犯了，并没有引起重视，但症状迟迟不能好转。于是他不得不到医院就诊，经过电子喉镜检查，医生发现他右侧声带有新生物，便紧急安排他住院接受治疗。没想到对喉部新生物活检的病理报告显示竟然是喉癌！这可把张先生和妻子吓得不轻，想到接下来要进行的气管切开的大手术，不禁万分焦虑。那么，喉癌就一定要进行大刀阔斧的手术治疗吗？当然不是！下面让我们来了解一下早期喉癌喉咽癌经口微创（激光/等离子射频）手术吧。

·确诊喉癌、喉咽癌怎么办?

手术是治疗喉癌、喉咽癌的主要手段。手术方式主要根据肿瘤的部位、范围以及患者的全身状况等因素而定。在喉癌、喉咽癌确诊患者中，早期病例约占 30%。早期喉癌、喉咽癌的传统治疗方法包括根治性放化疗或颈外径路开放性切除手术。

（1）根治性放化疗：虽然可以保全器官，但肿瘤学效果差，且口腔黏膜干燥、味觉丧失、言语和吞咽功能障碍、龋齿以及放射性骨坏死等并发症明显。

（2）颈部开放性切除术：虽然肿瘤学效果优于根治性放化疗，但须切除部分喉，手术创伤大、并发症多。更重要的是，患者术后可能出现嗓音改变，呼吸和吞咽感有电子喉、气管发音器等先进的仪器，不会给……现，给患者参加社交活动带造瘘口及咳痰影响……来了严重……

·经口微创（激光/等离子射频）手术有哪些优势?

（1）二氧化碳激光精度高,无机械性损伤;等离子射频止血效果好,几乎无手术盲区。两者均可以最大限度地做到肿瘤根治性切除,降低患者术后复发的风险,肿瘤学效果明显为优。

（2）手术径路是经口操作的微创手术,相较于传统颈外径路手术,避免了较大的手术创伤,缩短了手术时间,术后并发症发生率也明显降低,且患者住院时间短,经济负担明显减轻。

（3）患者术后嗓音恢复较快,呼吸和吞咽感觉不会发生明显改变,生活质量无明显影响。

（4）术中无须气管切开,也无须插胃管和导尿管,术后可以正常经口进食,无须换药。

·经口微创（激光/等离子射频）手术可进行全麻日间手术。

创（激光/等离子射频）日间手术

围手术期管理

术前

（1）完善术前常

科检查(喉镜检查)。

·经口微创（激光/等离子射频）手术有哪些优势？

（1）二氧化碳激光精度高，无机械性损伤；等离子射频止血效果好，几乎无手术盲区。两者均可以最大限度地做到肿瘤根治性切除，降低患者术后复发的风险，肿瘤学效果明显为优。

（2）手术径路是经口操作的微创手术，相较于传统颈外径路手术，避免了较大的手术创伤，缩短了手术时间，术后并发症发生率也明显降低，且患者住院时间短，经济负担明显减轻。

（3）患者术后嗓音恢复较快，呼吸和吞咽感觉不会发生明显改变，生活质量无明显影响。

（4）术中无须气管切开，也无须插胃管和导尿管，术后可以正常经口进食，无须换药。

·经口微创（激光/等离子射频）手术可进行全麻日间手术。

经口微创（激光/等离子射频）日间手术
围手术期管理

术前

（1）完善术前常规检查和专科检查（喉镜检查）。

的病理报告显示竟然是喉癌！这可把张先生和妻子吓得不轻，想到接下来要进行的气管切开的大手术，不禁万分焦虑。那么，喉癌就一定要进行大刀阔斧的手术治疗吗？当然不是！下面让我们来了解一下早期喉癌喉咽癌经口微创（激光/等离子射频）手术吧。

·确诊喉癌、喉咽癌怎么办？

手术是治疗喉癌、喉咽癌的主要手段。手术方式主要根据肿瘤的部位、范围以及患者的全身状况等因素而定。在喉癌、喉咽癌确诊患者中，早期病例约占 30%。早期喉癌、喉咽癌的传统治疗方法包括根治性放化疗或颈外径路开放性切除手术。

（1）根治性放化疗：虽然可以保全器官，但肿瘤学效果差，且口腔黏膜干燥、味觉丧失、言语和吞咽功能障碍、龋齿以及放射性骨坏死等并发症明显。

（2）颈部开放性切除术：虽然肿瘤学效果优于根治性放化疗，但须切除部分喉，手术创伤大、并发症多，更重要的是，患者术后可能出现嗓音改变，呼吸和吞咽感觉发生改变，生活质量差。有的患者还必须终身气管戴管，虽然有电子喉、气管发音器等先进的仪器，不会给语言交流带来不便，但颈部的气管造瘘口及咳痰影响了人的相貌美观，给患者参加社交活动带来了严重心理障碍。

（2）提供病变病理切片或经术前评估认定合格的病理活检报告。

（3）患者无须备皮，但须取出假牙等口中可移动的异物。

（4）术前1天洗澡、洗头。

（5）全麻手术，术前须按要求禁食、禁水。

配合麻醉摆放体位即可。

（1）防止剧烈咳嗽、用力咳痰，以免引起伤口出血。

（2）给予抗炎消肿药物雾化吸入，预防声带水肿。

（3）饮水无呛咳后进温凉软食，避免坚硬、辛辣刺激性食物。

（4）进食前后漱口，保持口腔清洁，预防感染。

（5）定期门诊复查，以防复发。如发现呼吸不畅，及时就诊。

改良悬雍垂腭咽成形术

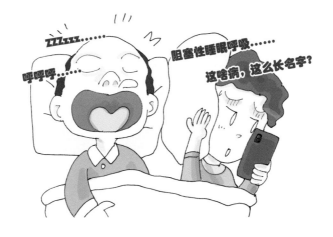

<<<<< 引 子 >>>>>

38岁的王先生跟医生"诉苦",说妻子嫌他夜间打呼噜太大声,要求分房睡!自己明明每天早睡晚起,还是觉得没睡够,大白天无精打采,上次开车出门差一点在高速上睡着,回过神来便惊出一身冷汗!为此,王先生大为苦恼,不知医生有没有什么办法。经过一系列诊查,王先生被诊断为"阻塞性睡眠呼吸暂停低通气综合征"。经过重重评估,他最终接受了改良悬雍垂腭咽成形术,之后症状终于有所缓解。那么,"阻塞

性……"这一长串名字的疾病，到底是何方神圣？不急，今天就让我们一起来了解一下吧！

·什么是阻塞性睡眠呼吸暂停低通气综合征?

阻塞性睡眠呼吸暂停低通气综合征属于睡眠障碍的一种类型，简称 OSAHS，以中年肥胖男性为高发人群，表现为打鼾，白天嗜睡，疲乏。长此以往，高血压、冠心病这些心血管疾病的患病风险会增加! OSAHS 是一种慢性病，多导睡眠监测(PSG)是诊断的"金标准"。该病一旦确诊，需要长期、综合治疗。

·OSAHS 的病因是什么?

目前，OSAHS 的病因尚不完全清楚。已有研究表明，病因主要有下述三方面，但对患者个体而言，常存在三种因素的共同作用，且各因素所占比例不同。

（1）上气道解剖结构异常，包括一个或多个层面狭窄，导致气道不同程度的狭窄。

① 鼻腔及鼻咽部狭窄：包括所有能导致鼻腔及鼻咽部狭窄的因素，如鼻中隔偏曲、鼻息肉、鼻甲肥大、腺样体肥大等。

② 口咽腔狭窄（最重要）：腭扁桃体肥大、软腭肥厚、舌根肥厚、舌根后缩和舌根部淋巴组织增生，均可引起该部位狭

窄。由于咽腔无支架，口咽腔狭窄在 OSAHS 发病中占有最重要地位。

③ 喉咽及喉腔狭窄：如婴儿型会厌、会厌组织塌陷、巨大声带息肉、喉肿物等。

④ 上、下颌骨发育障碍、畸形等导致的上气道骨性结构狭窄。

（2）上气道扩张肌肌张力异常。

（3）呼吸中枢调节功能异常。

·哪些患者可以通过改良悬雍垂腭咽成形术治疗?

出于安全和疗效考虑，需要严格选择手术病例，主刀医生以及麻醉医生须进行一系列的病情评估。上气道各部位狭窄的程度与 PSG 监测结果相吻合，且造成狭窄的是结构性因素，可以通过手术切除。外科治疗是 OSAHS 的重要治疗手段之一。其中，对于腭咽狭窄为主的患者，可以选择悬雍垂腭咽成形术及其改良术式，这也是目前应用最为广泛的术式，以呼吸暂停低通气指数（AHI）下降 50% 为标准，其有效率为 50% 左右。

·在做出治疗选择前，患者必须知道以下几点:

（1）病情较重，病史较长者多继发呼吸中枢调节功能障碍，影响手术疗效。

（2）超重型患者手术效果不好。

（3）随着患者年龄的增长，肌肉张力下降及呼吸中枢调节功能方面的问题，所占病因比例增大，手术疗效较差。

· 经严格筛选的病例可进行全麻日间手术。

改良悬、雍垂腭咽成形日间手术围手术期管理

（1）完善术前常规检查，行多导睡眠监测明确睡眠憋气情况，行听力学检测明确中耳情况。重度阻塞性睡眠呼吸暂停综合征患者还应该增加相应辅助检查，如心脏超声检查、动脉血气检查及肺功能检查等，充分做好术前评估。根据麻醉评估完善其他必要检查。

（2）患者无须备皮，但须取出假牙等口中可移动的异物。

（3）术前1天洗澡、洗头。

（4）全麻手术，术前须按要求禁食、禁水。

术中

配合麻醉摆放体位即可。

术后

（1）体位：患者未清醒前，应采用去枕半俯卧位。

（2）术后4～6小时进冷流质饮食。

（3）注意出血：防止便秘、剧烈咳嗽等造成出血。应

注意随时将口内唾液吐出,不要咽下。若持续口吐鲜血应立即检查,及时止血。出院后发现出血请及时就医。

(4)一般术后1~2个月局部水肿消失,疗效最为明显;术后3~4个月随着瘢痕软化,有轻微反复;术后6~12个月疗效稳定,注意控制体重、禁服镇静药、避免过量饮酒,定期复查。

(5)出院后注意饮食,加强营养,术后10~15天不进硬质食物。10天内避免到人群密集的封闭环境中活动,注意口腔清洁。

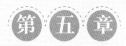

第五章

耳聪方能快乐

《摔跤吧，爸爸》同款耳朵——耳郭假性囊肿

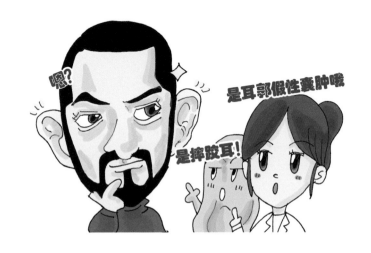

———— 引 子 ————

　　相信大家都看过一部非常有名的印度电影《摔跤吧，爸爸》，该电影由印度导演尼特什·蒂瓦里执导，著名演员阿米尔汗主演，讲述了一位父亲为了实现女儿摔跤梦想而奋斗的故事。这部电影展现了性别歧视和传统观念对女性发展的阻碍，以及父爱的伟大。影片通过主人公父亲的努力和坚持，向观众传达了坚持不懈追求梦想的重要性，同时也呼吁改变社会对女性的固有偏见，鼓励女性勇敢追求自己的梦想和独立人生。

不知道大家有没有留意到，阿米尔汗在这部电影里的耳朵有些奇怪，而他在日常形象照中显然不是这样的。

是了，这就是电影制作者设计的一个细节点——"摔跤耳"或者"拳击耳"，医学名称为耳郭假性囊肿。

·什么是耳郭假性囊肿?

耳郭假性囊肿，顾名思义，并非真的有囊肿形成，而是在耳郭外侧面有囊肿样的隆起，内部其实是耳郭软骨的浆液性渗出。因此，它也被称为"耳郭非化脓性软骨膜炎"或者"耳郭软骨间积液"。它主要的诱因来自外力撞击、挤压等因素。当受到外力撞击、挤压时，耳郭软骨组织会出现渗出，渗出液积聚在软骨内，就会形成一个囊肿样的"小鼓包"。简而言之，这种病是因为耳郭的软骨受到外力损伤引起了积液，这也是为什么这种形态的耳朵被称为"摔跤耳"或"拳击耳"。

随着时间的推移，少量的积液可能被吸收，而大量无法吸收的积液会持续存在，患者会发现"耳朵变厚""有一个软软弹弹的小鼓包"；亦有一小部分病变软骨会硬化，导致耳郭形态的不可逆畸形。

·耳郭假性囊肿应该如何治疗?

耳郭假性囊肿有保守治疗和手术治疗两种方法。积液量少可以通过穿刺抽液后加压包扎治愈（没错，就是包成了动画片中"一只耳"的样子）。积液量大、无法吸收的患者需要手术治疗。手术原理非常简单，就是把病变的软骨切掉，清理积液，保留正常形态和功能的软骨，同时再次进行加压包扎，以期恢复正常的耳郭形态。大部分患者通过手术治疗可以达到理想效果。

· **耳郭软骨手术属于日间手术。**

耳郭软骨日间手术围手术期管理

（1）患者无须备皮，术前 1 天洗澡、洗头。

（2）长发患者可以将术耳上方的头发用小皮筋扎牢或者黑色别针式发卡固定。

（3）局麻手术，手术当天可正常饮食，无须禁食、禁水。

手术一般持续数十分钟至半小时，手术过程中会局部注射麻药，无痛感，患者无须担心。手术结束后伤口会留置一根引流皮片，在术后换药时会酌情抽出。手术结束后会对患者进行加压包扎（没错，继续包成"一只耳"的样子），视伤口恢复情况，一般须持续加压1～3 天。

术后

（1）术后次日需要至门诊挂号、开具换药单并进行换药（即处理伤口），每日换药时观察伤口情况。

（2）术后7～10天拆线。

（3）术后饮食宜清淡，忌肥甘厚味。

（4）清洁伤口无须口服抗生素，如考虑感染可能会开具口服抗生素。

（5）如果伤口有发红、肿胀、疼痛等，需要及时就诊。

▶ 先天性耳前瘘管——老祖宗遗传下来的是"米仓"吗 ◀

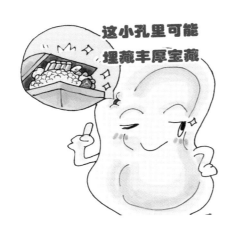
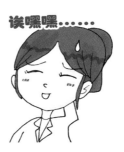

　　有一些小朋友生下来的时候,耳朵前方就有一个"小孔",有时候还会有白色半固体的东西流出来。老一辈人总说,这是自带口粮的"米仓",预示着长大后会吃穿不愁。这个真的是吃穿不愁有福气的象征吗?其实不然,这是先天性耳前瘘管,不仅不是"米仓",还潜藏隐患,有时候会诱发感染或形成脓肿,让人苦不堪言。

·关于瘘管

　　先天性耳前瘘管比较常见,是第一、二鳃弓在胚胎发育过程中融合不全所致,属于常染色体显性遗传,可单侧或双侧发病。瘘管口即"洞眼"绝大多数位于耳轮脚前方,少数可位于耳甲腔等部位。平素可无明显症状,甚至不被察觉存在,有些人会自行观察到耳朵前方的"洞洞眼"有白色豆渣样分泌物流出,此时切忌挤压,否则容易诱发感染。也有些人因感染而发觉其存在,可能会出现瘘口周边红、肿、热、痛,严重者甚至形成脓肿需要切开排脓。

　　形成脓肿的特征:疼痛无缓解或持续加重,耳朵周围的肿胀汇聚成一个"小鼓包"并且有液体波动感。一旦脓肿形成,需尽快至医院就诊、切开排脓,并需要多次处理伤口直至创面干净,形成新鲜肉芽。

对于耳前瘘管的患者,如果从未发作感染,无须处理。一旦发生感染,建议感染控制后预约手术,完整摘除瘘管。

·什么是瘘管,瘘管有多深呢?

所谓瘘管,表面只能看到一个"井口",但是在"井口"之下,有一条深深的通道,这个通道也是皮肤组织组成的,会产生油脂、细菌、脱落坏死的皮屑细胞等,形成豆渣样分泌物。豆渣样分泌物可以自行排出,有时局部会有瘙痒,此时如果挤压反而会诱发感染。瘘管的深度 $1.5 \sim 2$ cm。"底"多数位于耳轮脚软骨内侧,也有位于耳甲腔或其他部位的情况。

手术的原则就是要把"井口"和"通道"完整摘除,达到根治目的,有时通道不止一根,或者显示不清,手术难度会相应增加,时间也会延长。急性感染、脓肿形成时,因组织肿胀明显、结构显示不清,很难做到完整摘除,且伤口愈合不佳,故而一般建议在感染控制 1 个月后再行手术治疗。

·瘘管手术属于日间手术。

瘘管日间手术围手术期管理

(1) 患者无须备皮,术前 1 天洗澡、洗头。

（2）长发患者可以将术耳上方的头发用小皮筋扎牢或者黑色别针式发卡固定。

（3）局麻手术，手术当天可正常饮食，无须禁食、禁水。

手术一般持续数十分钟至半小时，如瘘管曾有反复感染、多个分支等情况，时间会相应延长。手术过程会局部注射麻药，无痛感，患者无须担心。手术收尾时，伤口会留置一根引流皮片，在术后换药时酌情抽出。手术完成后会对患者进行加压包扎（没错，继续包成"一只耳"的样子），视伤口恢复情况，一般须持续加压1～3天。

术后

（1）术后次日需要至门诊挂号、开具换药单并进行换药（即处理伤口），每日换药时观察伤口情况。

（2）术后7～10天拆线。

（3）术后饮食宜清淡，忌肥甘厚味。

（4）清洁伤口无须口服抗生素，如考虑感染可能会开具口服抗生素。

温馨提醒

耳前瘘管伤口容易感染，如果术后有发红、肿胀、疼痛等情况发生，须及时就诊、用药。

耳朵前方的"拴马桩"——副耳知多少

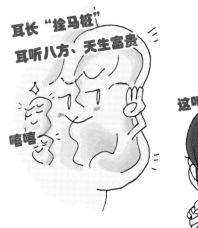

耳长"拴马桩"
耳听八方、天生富贵

嘻嘻

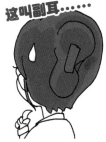

这叫副耳……

引 子

很多人耳朵前方会有一个"小揪揪"，着实玲珑可爱。这个"小揪揪"是什么呢？这个肉赘样的组织是我们多出来的副耳，只不过不具备，当然，也不影响耳朵的听觉、前庭觉等功能。它并不能使我们"耳听八方"，只是一个"多出来的摆设"。在民间，有一种说法：耳长"拴马桩"，天生富贵相。也有一种说法：用头发丝缠住"拴马桩"的根部就可以把它割掉。

·副耳是什么?

副耳属于先天性的耳郭畸形,与第一鳃弓发育异常有关,患儿有时可合并其他的颌面部发育畸形,主要表现为耳前至口角连线的位置上有一枚或数枚赘生物。"小揪揪"样的副耳主要由皮肤软组织组成,稍粗大的副耳内部可含软骨组织。显然,民间用头发丝割副耳是错误的做法。且不说这样的处理容易导致伤口感染,有的副耳内部还有软骨组织,根本没办法单纯靠一根头发丝或丝线切割。

·副耳到底该不该切?

副耳不具备耳朵的功能和结构,属于先天性耳郭畸形的一种,理论上可以保留,如果造成患者的心理负担,或出于求美,可以切除。

成人的副耳切除可以采用局麻日间手术,小儿的副耳切除需要行全麻手术。

· 成人副耳切除手术属于日间手术。

副耳切除日间手术
围手术期管理

术前

（1）患者无须备皮，术前 1 天洗澡、洗头。

（2）局麻手术，手术当天可正常饮食，无须禁食、禁水。

术中

手术一般持续数十分钟。手术过程中会局部注射麻药，无痛感，患者无须担心。伤口多采用美容缝线缝合，术后伤口无须加压包扎。

术后

（1）手术后次日需要至门诊挂号、开具换药单并进行换药（即处理伤口），每日换药时观察伤口情况。

（2）术后 7～10 天拆线。

（3）术后饮食宜清淡，忌肥甘厚味。

（4）清洁伤口无须口服抗生素，如考虑感染可能会开具口服抗生素。

耳朵上的黑痣，会是癌吗

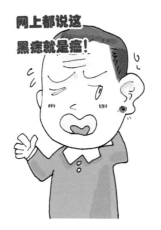
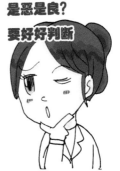

—————— 引 子 ——————

　　电影《非诚勿扰2》里，孙红雷饰演的李香山罹患恶性黑色素瘤，很快就去世了。这个进展很快的肿瘤，竟然只是他脚背上长了多年的一颗黑痣。王大爷看了电影，想想自己耳朵前面也有一颗"陪伴多年"的黑痣，心里不由得犯起了嘀咕：这不会是癌吧？

·什么是恶性黑色素瘤?

黑色素瘤是一种来源于黑色素细胞的恶性肿瘤,可发生在皮肤、黏膜、葡萄膜、软脑膜等处,多表现为皮肤表面的黑痣样隆起。它具有易远处转移、播散的特点,很容易全身转移,预后较差,一度被称作"癌中之王"。

黑色素瘤可出现在皮肤各个部位,如四肢、头面部、躯干等。早期多可通过手术切除。

·长在耳朵上的黑痣, 有可能是癌吗?

长在耳朵上的黑痣可能是良性的痣,也可能是恶性的黑色素瘤。

痣很常见,是表皮、真皮内黑色素细胞增多引起的,因其色素肿瘤及含量的不同,可以表现为棕色、褐色、蓝黑色或黑色;可分为皮内痣、交界痣、混合痣等。皮内痣多为半球形隆起,表面可像乳头状瘤样改变;交界痣是扁平的;混合痣略高于皮肤。

而黑色素瘤是发病于皮肤、黏膜等部位的恶性肿瘤,其恶性程度极高。患者可以通过皮肤镜检查、病理组织学检查等明确诊断。

如果是生长在容易摩擦的部位,或者短期内迅速增大、反复破损、颜色及状态改变的痣,建议尽早手术切除,杜绝隐患。

切除的肿物会进行病理检查,判断性质是良性还是恶性。如果怀疑是不好的肿块,切除时还应保证安全切缘。对于耳郭软骨表面较大的黑色痣,可能需要游离皮瓣或邻近皮瓣修复,即植皮。

· **耳部黑色痣的手术可以做日间手术。**

耳部黑色痣手术围手术期管理

(1) 术前患者无须备皮,术前1天洗澡、洗头。

(2) 长发患者可以将术耳上方的头发用小皮筋扎牢或者黑色别针式发卡固定。

(3) 局麻手术,手术当天可正常饮食,无须禁食、禁水。

术中

手术时间视是否需要植皮而不等,激光切除或单纯切除一般数十分钟,如需进行游离皮瓣或邻近皮瓣修复,可能需1小时以上。手术过程中会局部注射麻药,无痛感,患者无须担心。

术后

(1) 如激光切除,伤口表面涂抹金霉素眼药膏,每天1次,直至伤口结痂脱落。

(2) 如单纯切除,伤口有缝线,术后须每日至门诊挂号,开具换药单进行伤口消毒,术后 7～10 天拆线。如切除的同时进行皮瓣修复,务必每日至门诊挂号、开具换药单进行伤口消毒,并密切观察伤口情况(如皮瓣颜色有无发黑坏死、有无红肿感染等),术后 7～14 天拆线。

(3) 术后饮食宜清淡,忌肥甘厚味。

(4) 清洁伤口无须口服抗生素,如考虑感染可能会开具口服抗生素。

外耳道胆脂瘤——一种"假性肿瘤"

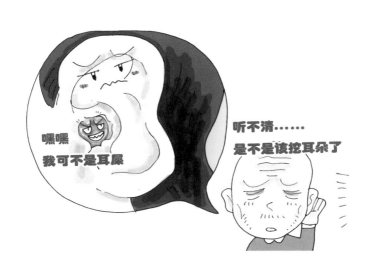

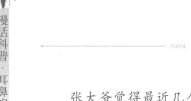

张大爷觉得最近几个月听力越来越差,连小孙子叫爷爷都听不到了,是不是耳屎太久没清理了? 带着这种想法他来到医院检查听力。医生用一个带光源的设备检查了张大爷的耳朵,告诉他堵住耳朵的不是耳屎,而是一种叫作"外耳道胆脂瘤"的东西。张大爷很担心,胆脂瘤是什么,是恶性的吗?

· 关于外耳道胆脂瘤

外耳道胆脂瘤是外耳道皮肤角质上皮细胞脱落、堆积、"内卷"形成的团块状物,内有大量坏死脱落上皮及胆固醇结晶,是一种假性肿瘤。虽然不是肿瘤,但是却具有肿瘤样破坏周围结构的特点:可以破坏周围的骨质,导致一系列症状。

早期的外耳道胆脂瘤一般无症状,可在体检时被检出。若外耳道胆脂瘤逐渐增大,可能出现耳闷、耳胀,压迫周围骨质吸收或继发感染,此时则可能引起耳痛、咬合痛、听力下降等症状。外耳道胆脂瘤有时会被误诊为耵聍栓塞,但外耳道胆脂瘤通过外耳道冲洗无法冲出,甚至可能加重疼痛。

通过耳纤维内镜和CT检查能够较好地对病变进行评估，影响听力者需要行电测听及声导抗检查。

外耳道胆脂瘤需要手术治疗，手术原则是彻底清除病灶，重建被破坏的结构，如有外耳道狭窄或闭锁应一并解除或分期手术。手术及麻醉方式也因病变范围而有所不同：内镜手术经自然耳道进入，一般无须额外切开。Ⅰ、Ⅱ期基本可以在局麻日间耳内镜手术下完成，部分Ⅱ、Ⅲ期外耳道胆脂瘤需要全麻日间耳内镜手术，累及鼓室的须同期行鼓室成形术，严重的Ⅲ期或Ⅳ期外耳道胆脂瘤需要择期手术，甚至须行外耳道成形、乳突根治等术式，经耳道/耳前/耳后行切开手术，住院数天。如患者年幼，对疼痛敏感，建议做全麻手术。

· **外耳道胆脂瘤耳内镜手术可以做日间手术。**

外耳道胆脂瘤耳内镜日间手术围手术期管理

（1）饮食：局麻手术者，术前无须禁食、禁水；全麻手术者，术前8小时禁食、禁水。

（2）清洁准备：患者一般无须备皮，术前1天洗澡、洗头。长发患者可以将术耳上方的头发用小皮筋扎牢或者黑色别针式发卡固定。

术中

手术时间视病变范围及患者配合度而定,一般数十分钟至 1 小时不等,术后外耳道无须填塞。如病变累及鼓室须行鼓室成形术,手术时间会相应延长半小时左右,术后外耳道内可能需填塞可吸收明胶海绵或不可吸收纱条。

术后

(1) 术耳需保持干洁,避免进水。患者须于术后 1 周左右至门诊复诊。

(2) 外耳道胆脂瘤如合并感染,术后须滴抗生素/激素滴耳液减轻炎症反应,一般每天 3 次,每次 6～10 滴,取侧躺姿势、术耳朝上,将常温药液滴入耳道(如为冬季,可将药水瓶置于掌心焐至常温)。如感觉药液滞留在耳道口,可轻拉耳郭或轻压耳屏,帮助药液流进耳道,滴完保持术耳朝上 5～10 分钟,然后正常起身,用纸巾擦去流出的药液即可。

(3) 外耳道胆脂瘤手术如填塞纱条,须于术后 1 周左右至门诊复诊抽出纱条,清理填塞物。

(4) 如同期行外耳道成形或乳突根治术,一般不作为日间手术,在此不作赘述。

在耳朵里修水管——分泌性中耳炎鼓膜置管

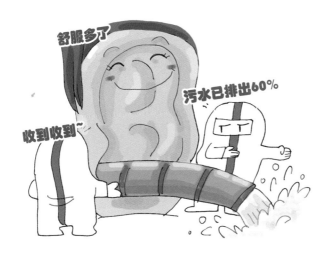

引 子

　　江江最近感冒了,鼻子塞得厉害。但是感冒了还是免不了出差,在飞机上江江就觉得耳朵特别闷,出差回来2周了还不好,江江去了医院检查。医生说,江江的耳朵积水了,给他做了鼓膜穿刺,抽出来很多黄色的"积水",还开了很多"通水管"的药物。但是江江的药物治疗和穿刺抽水效果不是很好,医生给他安排了一个鼓膜置管的小手术。

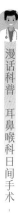
·什么是分泌性中耳炎?

分泌性中耳炎是一种因咽鼓管功能障碍引起的以中耳鼓室积液为特征的无菌性炎症。造成咽鼓管功能障碍的诱因通常包括上呼吸道感染、慢性鼻炎、变应性鼻炎、鼻咽部占位等。

我们的耳朵分为外耳、中耳、内耳,外耳道就是一条长长的"走廊","走廊"的尽头是一扇"大门"——鼓膜,门里面的房间就是中耳的"鼓室"。这个"房间"有一条"排水管"——咽鼓管,咽鼓管另一端开口于鼻咽部,当炎症、肿瘤等原因造成咽鼓管功能障碍时,就会发现"下水道堵塞",耳朵里面就会出现"积水",即分泌性中耳炎。这时候,患者最直观的感受就是耳朵闷住了。

·得了分泌性中耳炎怎么办?

诊断分泌性中耳炎需要进行电测听、声导抗等听力学检查,同时需要使用电子鼻咽镜检查开口于鼻咽部的咽鼓管咽口情况。分泌性中耳炎的治疗包括药物治疗、鼓膜穿刺、鼓室注射、鼓膜置管等。药物治疗一般采用鼻用激素、血管收缩剂、黏液促排剂,有时还需对应使用抗生素。鼓膜穿刺是把积液抽出来,鼓室注射是在穿刺抽液之后注射激素等药物,如果反复穿刺注射无效,就要考虑手术置管了。

· 鼓膜置管是一种局麻日间手术。

鼓膜置管日间手术围手术期管理

（1）饮食：局麻手术，无须禁食、禁水。

（2）清洁准备：患者一般无须备皮。

外耳道局部麻醉，手术时间一般数分钟至数十分钟，无须填塞。

术后

（1）鼓膜置管存在期间，术耳须保持绝对干洁，避免进水，禁止游泳。

（2）患者需分别于术后1周、3个月、6个月复诊，评估置管情况。置管可于术后6个月于门诊耳内镜操作下取出。取出后2周内术耳仍需保持干洁，置管处的鼓膜可自行愈合，愈合后患者可正常游泳，无须避水。

耳根儿的小鼓包——耳后囊肿切除术

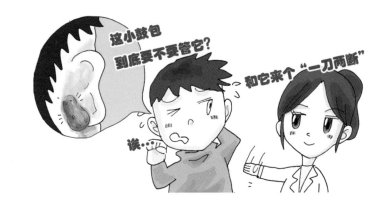

⟪⟪⟪⟪ 引 子 ⟫⟫⟫⟫

小赵耳朵根儿长了个小鼓包,平时不痛不痒的。前几天,小赵吃了顿小龙虾自助餐,觉得耳朵后面有点痒,就忍不住挤了一下这个小鼓包,这下可坏了,耳朵后面的包一下变成了"大红包",还很痛。小赵上网搜索了一下,说可能是"不好的淋巴结",是生了"癌"。小赵赶紧去找医生。医生经过检查后告诉小赵,这是耳后囊肿感染,建议他先口服抗生素,清淡饮食,待感染控制1个月后再手术切除。

·什么是耳后囊肿?

耳后囊肿又称耳后皮脂腺囊肿,是各种原因导致皮脂腺无法顺利排泄,内部的上皮被分泌物堆积形成囊袋导致的囊肿。多为单发,也可多发,有时患者耳后可扪及数枚。耳后囊肿未感染时表现为耳后无痛性肿块,类圆形,多无明显症状,缓慢增大,合并感染后会出现红肿热痛。

·耳朵根儿的小鼓包, 有哪些可能?

(1)可能是耳后淋巴结,如急性淋巴结炎,或头颈部肿瘤导致的转移性淋巴结。

(2)可能是腮腺区肿块,如混合瘤、腺淋巴瘤、腮腺恶性肿瘤。

(3)可能是耳后囊肿。

·发现耳后囊肿怎么办?

日常生活习惯:患者须避免挤压,切不可试图用手去把囊肿挤破,这样不仅不能让囊肿消失,还会因为感染而越来越严重。饮食宜清淡,中医说:"肥甘厚味,足生大疔。"饮食上过于油腻、嗜甜,都有可能加重皮脂腺阻塞。此外,耳后部位容易有汗液堆积,平素要注意保持干洁。

感染期:耳后囊肿一旦感染,须使用抗生素及一些对症药物治疗。如进展为耳后脓肿,还须切开排脓,每日门诊换药治疗。

非感染期:耳后囊肿建议手术治疗,完整切除。

· 耳后囊肿可行局麻日间手术。

耳后囊肿日间手术围手术期管理

术前

(1) 患者无须备皮,术前 1 天洗澡、洗头。

(2) 局麻手术,手术当天可正常饮食,无须禁食、禁水。

术中

手术时间一般数十分钟。手术过程会局部注射麻药,无痛感,患者无须担心。伤口多采用美容缝线缝合,无须加压包扎。

术后

(1) 手术后次日需要至门诊挂号、开具换药单并进行换药(即处理伤口),每日换药时观察伤口情况。

(2) 术后 7～10 天拆线。

(3) 饮食宜清淡,忌肥甘厚味。

(4) 清洁伤口无须口服抗生素,如考虑感染可能会开具口服抗生素。

耳郭瘢痕疙瘩

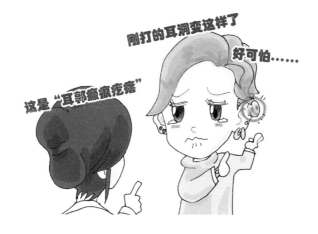

刚打的耳洞变这样了

好可怕……

这是"耳郭瘢痕疙瘩"

引子

小美是个元气美少女，最近却犯了愁。原来小美喜欢戴各种各样的耳钉，耳朵上打了很多耳洞，最近耳朵尖的耳洞两面，长出了大疙瘩。而且这个疙瘩越长越大，小美觉得特别丑，准备去医院看一下。医生说：这叫耳郭瘢痕疙瘩，需要手术切除，并且术后还需要放疗或局部注射治疗以抑制瘢痕再次形成。小美这下可害怕了，只是打了几个耳洞而已，为什么会这样呢？

· 什么是耳郭瘢痕疙瘩?

耳郭瘢痕疙瘩多由打耳洞造成。打耳洞之后皮肤的上皮会慢慢长进耳洞的"隧道"并愈合,就形成了耳洞,而在此皮肤损伤过程中,如果因感染、异物、瘢痕体质等,导致伤口瘢痕愈合,就有可能形成巨大的"瘢痕疙瘩"。瘢痕疙瘩是突起于皮肤表面的、缓慢持续生长的质硬肿块。

· 耳郭瘢痕疙瘩如何治疗?

瘢痕疙瘩的治疗一般采用手术为主的综合治疗。手术的主要目的是在尽可能切除瘢痕疙瘩的同时,最大限度恢复耳郭的正常外观,在缝合过程中尽可能减少切口张力。目前单纯手术切除有可能会复发,因此多采用术后局部激素注射、放疗等综合治疗,目的是抑制瘢痕再次形成。

· 耳郭瘢痕疙瘩切除术属于局麻日间手术。

耳郭瘢痕疙瘩切除日间手术围手术期管理

(1) 患者无须备皮,术前 1 天洗澡、洗头。

（2）局麻手术，手术当天可正常饮食，无须禁食、禁水。

术中

手术时间一般数十分钟。手术过程会局部注射麻药，无痛感，患者无须担心。伤口多采用美容缝线缝合，无须加压包扎。

术后

（1）术后次日需要至门诊挂号、开具换药单并进行换药（即处理伤口），每日换药时观察伤口情况。

（2）术后7～10天拆线。

（3）术后饮食宜清淡，忌肥甘厚味。

（4）清洁伤口无须口服抗生素，如考虑感染可能会开具口服抗生素。

（5）术后患者须至放疗科预约放疗治疗或于手术科室进行局部激素注射治疗。

鼓膜穿孔修补术

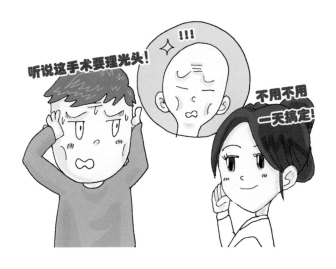

◆◆◆◆◆ ·引 子· ◆◆◆◆◆

　　张大爷受中耳炎困扰几十年了，一感冒耳朵就流水流脓，十几年前医生就说，这中耳炎是耳膜破了个洞，建议他做手术修补耳膜。但是张大爷听说这个手术要剃光头发、取头皮上的一层膜来修补，觉得很害怕，不敢做，一拖就又是很多年。今年，张大爷中耳炎流脓愈发频繁，于是再次走进医院开药。这一次，医生告诉他，现在鼓膜修补都是经耳道内镜下微创手术,外部看不到任何切口,更无需"剃头""取头皮",只需要住院一天。这下,张大爷心动了……

· 什么是中耳炎?

中耳炎包括急性化脓性中耳炎、慢性化脓性中耳炎、分泌性中耳炎、中耳胆脂瘤、特殊类型中耳炎等。张大爷所患的"中耳炎"就是慢性化脓性中耳炎,是中耳的慢性化脓性炎症,主要症状包括反复发作的耳流脓、听力减退、耳痛等,严重者还可能出现面瘫、眩晕、发烧等症状。

· 中耳炎有哪些危害?

耳朵司听觉及前庭觉,如有病变会导致听力下降、眩晕等。耳朵周围相邻有面神经、颅底等重要结构,中耳炎不仅会导致耳痛、反复流脓、听力减退,还可能导致一些严重的并发症,比如面瘫、迷路炎、耳后骨膜下脓肿、脑膜炎、乙状窦血栓性静脉炎、脑脓肿等。

· 中耳炎如何治疗?

中耳炎的治疗包括药物治疗及手术治疗。活动期可使用抗生素治疗,如口服抗生素、使用左氧氟沙星滴耳液等。如患者中耳炎反复发作,用药治疗效果不佳或迁延不愈,建议进行脓液细菌真菌培养和药敏鉴定,根据细菌培养及药敏结果使用针对性抗生素治疗。静止期建议手术治疗。干耳至少2周(一般为1个月)后可进行耳内镜下鼓膜修补手术。

·中耳炎可行日间手术。

中耳炎日间手术围手术期管理

一般为全麻手术,术前6小时禁食、禁水。部分患者如穿孔较小、配合程度好,可在局麻下完成手术,无须禁食、禁水。术前1周不能有感冒或咳嗽等症状,因上呼吸道感染可能会造成中耳感染。一般须至少干耳(即耳朵不流脓)2周以上方可安排手术。常规的耳内镜下鼓膜修补无须备皮、剃发。

术中

耳内镜下单纯鼓膜修补术需半小时至1小时,术腔切口在耳道内,外部看不到。因麻药及手术操作刺激,局麻患者术中可能会有眩晕、恶心等不适,术后1~2小时多可缓解。耳道内须填塞纱条以及可吸收海绵。

术后

（1）因手术刺激可能造成术后一过性眩晕、恶心，局麻手术患者术后建议卧床休息 1～2 小时再考虑离院。全麻患者术后 6 小时禁食、禁水，绝对卧床，6 小时后可正常进食、活动。部分全麻患者首次下床可能因为体位变化而出现低血压或晕厥，须缓慢移动，且家属在旁搀扶。术后当天部分患者可能出现头痛、恶心、胃部不适，多为麻醉反应。如有严重不适，及时告知护理人员及医生。

（2）术后即刻至 1 周内，患者可能会感觉耳闷、耳部流水感，为术后正常反应。术后口服抗生素 1 周。术耳须保持干洁，避免进水。出院后即可正常生活、工作。术后 1 周左右至主刀医生门诊处复诊，清理耳道填塞物。鼓膜修补术患者术后 1 个月内须避免进水或游泳，避免感冒，以防术后恢复期中耳再次感染。

（3）随访时间：患者于术后 1 周、2 周、1 个月、3 个月、6 个月分别复诊。术后鼓膜愈合期一般为 1 个月。

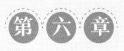

小小鼻子，问题多多

鼻出血电凝术

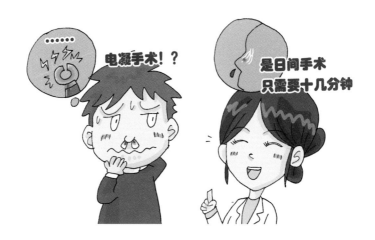

———《《《《 引 子 》》》》———

　　阿杰觉得这几天鼻子特别干,早上打了个喷嚏,立马就开始鼻出血,好久才止住。接下来几天,阿杰鼻子反复出血,他担心自己是不是得了"血癌"或者鼻子里生了肿瘤,来医院就诊。经过一系列检查,医生告诉阿杰,他的鼻子里没有长肿瘤,只是有一根小血管"断掉了",需要做一个鼻出血电凝手术,是一种日间手术。第二天,阿杰就接受了局麻鼻出血电凝手术,手术只需要十几分钟,术后果然鼻子没有再出过血。

·鼻出血有哪些原因？

（1）局部因素：鼻中隔偏曲者，变应性鼻炎、鼻窦炎、鼻腔鼻窦肿瘤等患者，均有可能出现鼻出血症状。

（2）全身因素：血液系统疾病（如白血病、特发性血小板减少等）、急性感染性疾病、肝脏疾病或长期使用抗凝药物导致的凝血功能障碍，均可诱发鼻出血。

（3）季节性因素：秋冬季节，空气干燥，且空气中充满各种过敏原，容易诱发过敏性鼻炎，也容易导致鼻黏膜干燥出血。

·鼻出血需要做哪些检查？

鼻出血来院就诊后，医生会通过窥鼻器检查前鼻孔及鼻腔前端有无出血点或占位性病变，如未发现异常或鼻腔反复出血，须考虑行电子鼻咽镜，评估有无鼻腔、鼻窦或鼻咽部占位性病变以及慢性炎症。反复出血或短期内大量失血的患者，须行血常规、出凝血、肝肾功能等检查。必要时还须行鼻窦 CT 或 MRI 检查。

·为什么鼻出血需要做手术？

绝大部分鼻出血可以通过压迫自行止血，无须就诊。小部分无法自止的鼻血，可以来院就诊，通过压迫、填塞、用药等方法成功止血。如果这些方法都试过了还是反复鼻出血，或者鼻腔存在其他病变如鼻中隔偏曲或鼻腔鼻窦肿瘤，那么就需要考虑手术治疗了。对于鼻腔血管破裂或者小血管瘤的患者，手术预期效果较好。

· **鼻出血电凝术可行日间手术。**

鼻出血电凝日间手术围手术期管理

（1）多为局麻手术，术前无须禁食、禁水。

（2）在有些情况下，可能会采用全麻手术：①患者门诊鼻内镜检查时无法探查到出血点；②出血点深，局麻无法配合；③患者存在失血性休克可能，或因年龄及个人原因无法耐受局麻；④同期行鼻中隔偏曲矫正或者鼻窦炎等全麻鼻腔手术。此时，需要禁食、禁水，全麻准备后方能手术。

术中

局部麻醉时，医生会先在鼻腔使用表面麻醉的棉片，然后进行局麻药物的局部注射，最后使用器械进行电凝止血。手术操作约数分钟，患者尽量避免打喷嚏，如术中因鼻痒想要打喷嚏须提前告知操作医生。

术后

（1）术后 1 周内禁止擤鼻、用力揉鼻，尽量避免打喷嚏或感冒，鼻腔电凝处可能会涂抹一些可吸收的药膏，不要自行清理。

（2）术后 1 周内宜清淡温软饮食，切忌"进补"，容易诱发血管再次出血。

（3）术后 1 周内避免剧烈运动。

（4）1 周左右伤口伪膜脱落，可能会有鼻腔干燥不适甚至少量血丝，无须特别处理，可继续观察。

小贴士　你知道如何正确止鼻血吗？

（1）正确姿势：坐姿，身体前倾，头朝前探，用手捏紧双侧鼻翼，保持 5 分钟。在此期间嘴巴微张、用口呼吸。不建议使用卫生纸自行填塞，卫生纸较为柔软，无法达到压迫效果，反而可能导致鼻腔异物残留。不建议仰头，仰头会导致血液流向咽喉，可能引发误咽、误呛。

（2）巧用冰袋：可以用家中的冰袋（如无，可以用雪糕或冰冻食品）冰敷同侧脸颊或脖子、颌下，切记一定要包裹一层毛巾，避免冻伤。冰袋可以收缩血管、帮助止血。

（3）静坐观察：保持捏鼻姿势观察 5 分钟后，可以轻轻松开手，观察流血情况是否有缓解，如有明显缓解但未完全停止，可再次捏鼻 5 分钟；如出血仍汹涌，可考虑捏紧鼻翼，到急诊科进一步处理。如出血已止，建议半小时内尽量静坐或静卧休息，避免重体力活动。

（4）基础疾病：如平素有高血压等慢性病，可以在家中测量血压，很多中老年人是由于高血压、血管脆性增加，出血不易止住。如有口服抗凝药物（特别是有心梗或脑梗史的患者），可以考虑来院复查凝血功能，同时咨询开具抗凝药物的相应科室（如心内科或神经内科）医生是否需要暂时停药或减量。

（5）生活习惯：鼻出血患者应当避免揉鼻或擤鼻，建议数天内尽量避免运动，避免热水直接冲淋头部，避免洗脸时用力揉搓面部。饮食上宜温冷柔软，避免辛辣刺激、过烫或需用力咀嚼的食物。

（6）季节因素：冬天鼻出血患者明显增多，因天气干燥，鼻黏膜容易糜烂、出血，可在卧室放置加湿器。对于高血压患者，冬季寒冷会致血管收缩、血压升高且不易控制，鼻出血时更难止血。

（7）就医提醒：如血流如注，且无法通过捏鼻、静坐止血，建议至急诊科就诊，可以通过填塞或用药处理。如反复少量出血，即使可以自行止血，仍建议至门诊行凝血功能检查及电子鼻咽镜检查，评估是否存在凝血功能障碍或鼻腔占位。同时，有高血压或长期使用抗凝药物者，应定期评估凝血功能。

一招拯救鼻塞——下鼻甲消融术

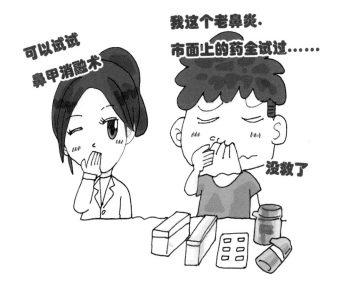

·引 子·

很多患者朋友有这样的困扰：总觉得鼻子塞，用什么药物都不管用。针对慢性鼻炎、长期用药无改善的患者，可以考虑进行一项小手术：等离子下鼻甲消融术。

·什么是慢性鼻炎?

慢性鼻炎包括慢性单纯性鼻炎、慢性肥厚性鼻炎、慢性萎缩性鼻炎等。慢性萎缩性鼻炎的病因及治疗与其他两种鼻炎有很大不同,此处不作赘述。我们通常提及的"慢性鼻炎"指的是慢性单纯性鼻炎和慢性肥厚性鼻炎,是鼻腔黏膜及黏膜下组织的慢性炎症,症状为鼻塞,可伴流涕。查体可观察到鼻腔黏膜肿胀增厚、下鼻甲肥厚增生甚至下鼻甲骨增厚。

·慢性鼻炎如何治疗?

(1)药物治疗:最常见的治疗为局部药物治疗,包括鼻用激素喷剂如布地奈德、曲安奈德、糠酸莫米松等,以及鼻用减充血剂如呋麻滴鼻液、羟甲唑啉滴鼻液等。此处需提醒患者朋友,鼻用减充血剂即刻疗效显著,患者会感受到鼻腔通气改善明显,但一般不得连用超过1周,长时间持续应用鼻用减充血剂可能会导致药物性鼻炎。

(2)手术治疗:如规律使用医院开具的鼻用激素喷剂3个月,鼻塞等症状仍无改善,建议考虑手术治疗。随着医学的发展,目前下鼻甲切除术、下鼻甲部分切除术等术式已基本淘汰,比较推荐的术式是等离子下鼻甲消融术。

· 等离子下鼻甲消融术是一种局麻日间手术。

等离子下鼻甲消融日间手术围手术期管理

术前

本手术多为局麻手术，术前无须禁食、禁水。如同期行鼻中隔偏曲矫正或者鼻窦炎等全麻鼻腔手术，需要禁食、禁水，全麻准备后方能手术。

术中

局部麻醉时，医生会先在鼻腔使用表面麻醉的棉片，然后进行局麻药物的局部注射，最后使用等离子刀进行射频消融。手术操作约数分钟，患者尽量避免打喷嚏，如术中因鼻痒想要打喷嚏须提前告知操作医生。

术后

（1）常规于术后1周左右复诊。

（2）术后部分患者可能会填塞少量棉片，可以根据手术医师的嘱托复诊取出。术后当天及次日早晨，患者鼻腔可能会有少量渗血，无须担心。

（3）术后1周内禁止擤鼻、用力揉鼻，尽量避免打喷嚏或感冒。

（4）术后1周内避免剧烈运动。宜清淡温软饮食，切忌"进补"，以免加重鼻腔出血。

（5）术后前3天患者会觉鼻腔肿胀加重、伴有部分胶冻状分泌物,为术后正常反应,不必紧张焦虑,亦无须特别处理,可待其流出后轻轻擦拭,或待复诊时由主刀医生进行清理。如术后医生有开具鼻用减充血剂,可于术后短期内使用,以减少鼻腔出血、缓解鼻塞。一般连用不超过1周。术后1～2周伤口伪膜脱落,可能会有鼻腔干燥不适甚至少量血丝,亦无须特别处理,可继续观察。

鼻骨骨折复位术

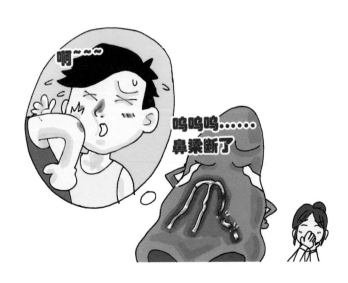

«««« · 引 子 · »»»»

今天一定是小张的倒霉日，热爱打篮球的他，在篮下被对方球员打到了鼻梁，当时就血流如注。小张和队友们赶紧来了医院。医生给小张拍了个鼻骨三维CT，然后告诉他：小伙子，你的鼻梁呀，骨折了……

·什么是鼻骨骨折?

各种外力（如运动撞击、车祸外伤）等导致的鼻骨连续性中断、框架外形发生改变，称为鼻骨骨折。因为鼻梁是面部的高点，且鼻骨宽而薄，比较脆弱，所以在外力撞击时，首当其冲，成为最容易受伤的部位。

鼻骨骨折分为单纯鼻骨骨折和复合型鼻骨骨折。单纯鼻骨骨折即仅鼻骨发生连续性中断，如同帐篷一样的三角形支架发生局部偏斜或者塌陷；而复合型鼻骨骨折，顾名思义，就是除了鼻骨之外的其他结构如上颌骨额突、鼻中隔软骨、筛骨垂直板，甚至眼眶周围或者颅底的骨质发生骨折，即严重"塌房"。

笔挺或秀美的鼻梁，是大众求美过程中追求的目标。而鼻骨骨折造成的外形改变，往往会给人带来多重不良影响。

（1）影响鼻腔通气：外伤后鼻腔黏膜会一过性肿胀、出血，导致短期内鼻腔通气明显变差。如果合并鼻中隔骨折，或者严重的鼻骨骨折塌陷,会导致鼻腔变"窄",通气功能持续减退。特别是外伤所致的鼻中隔偏曲者,常有比较明显的单侧通气功能障碍。

(2)影响外形和心理:鼻骨骨折可能造成鼻梁肿胀瘀青、鼻背肿胀塌陷,短期内的肿胀淤青会影响外形;而严重的鼻骨骨折没有处理或矫正,待肿胀消退后,鼻背塌陷会较为明显地展现出来,影响外形和心理。

·鼻外伤/鼻骨骨折的正确处理

外伤即刻可能会有一过性鼻出血,如出血量不大,多可自止或通过捏紧鼻翼止血;如出血量较大,则需要到医院检查及处理。同时,如果有严重头晕、眩晕、意识障碍,须即刻到急诊科就诊。如某一侧鼻腔流出大量清水样涕,需评估是否有外伤后的脑脊液漏。

来医院就诊后,需要接受鼻骨三维 CT 检查,评估有无鼻骨塌陷或连续性中断,有无鼻中隔骨折及周边的骨折。

鼻外伤后鼻腔会出现肿胀、瘀青,一般 72 小时内较为明显。24 小时内冷敷,24 小时后局部热敷。冷敷时需避免冻伤,可于冰袋表面裹上一层毛巾,且鼻背勿压重物或戴眼镜,轻轻敷于表面即可。

·鼻骨骨折需要手术吗?

并非所有鼻骨骨折都需要手术。如果只是骨折,但没有明显的移位或塌陷，不影响外形及功能，无须手术。

如影响外形或功能，如鼻背消肿后有明显塌陷、偏斜，或合并鼻中隔骨折、有单侧持续鼻塞，可能需行手术矫正。

·鼻骨骨折的时机及术式选择

鼻外伤后患者须即刻前往医院就诊，行三维CT评估有无骨折或错位。因外伤早期鼻背多肿胀明显，手术时机可以选择在术后1～2周消肿后进行。一般不建议超过1个月，因骨折后会有骨痂形成，如形成新的骨痂则很难再手术复位。

如果只是单纯骨折，可以局麻日间手术复位，如是未成年患者或患者担心无法耐受疼痛，可以考虑全麻日间手术复位；如合并鼻中隔骨折，则还须行全麻下鼻中隔矫正。

·鼻骨骨折可以做日间手术。

鼻骨骨折日间手术围手术期管理

术前

局麻手术无须禁食、禁水。如特殊情况下行全麻手术，须禁食禁水。

术中

局麻患者在复位手术时会感受到疼痛，多可耐受。

全麻及局麻患者在复位术后鼻腔会酌情填塞凡士林纱条,可于术后 48 小时门诊复诊时抽出,术中及术后鼻腔会有少量渗血,无须特别处理。

术后

术后 1～2 周内患者须避免鼻背压重物,并按主刀医生要求及时复诊。术后 3 天内温冷健康饮食即可,无特别要求。

鼻内镜下鼻前庭囊肿切除术

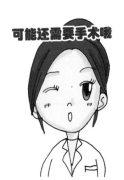

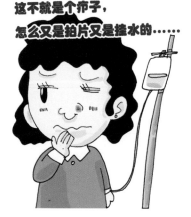

◁◁◁◁ 引 子 ▷▷▷▷

　　王阿姨最近觉得有点"上火"，右边鼻翼平时就觉得胀鼓鼓的。这两天，不光右边鼻翼，连脸颊都肿起来了，吃了头孢也不管用，只得上医院。医生检查了王阿姨的鼻子，说这可能是鼻前庭囊肿，拍了片子，果然是长了东西。于是，医生安排王阿姨挂水抗感染，告诉王阿姨，等感染控制了，过段时间要来手术切除。

　　王阿姨表示：这不是长了个疖子吗，为什么就要手术呢？

　　下面，就听听医生怎么详细解答。

·什么是鼻前庭囊肿?

　　(1) 鼻前庭囊肿发生于鼻前庭底部皮下，梨状孔之前外方，上颌骨牙槽突浅面软组织内。平素患者多无自觉症状，较大者可有鼻翼肿胀感、鼻腔阻塞感，有时可自觉双侧鼻翼及周围不对称。查体可见鼻前庭及鼻翼皮下隆起，如合并感染则迅速肿胀，有时可累及面部、周边肿痛明显。

　　(2) 鼻前庭囊肿可经查体及 CT 等影像学确诊。

·鼻前庭囊肿的治疗

　　鼻前庭囊肿的治疗方式是手术切除。急性感染期建议先行抗感染治疗,缓解期可以手术治疗。传统手术方式为经唇龈沟入路手术,创伤较大,近年来多采用鼻内镜下鼻前庭囊肿切除术,麻醉方式一般选用全麻。

· **鼻前庭囊肿手术可以做日间手术。**

鼻前庭囊肿日间手术围手术期管理

本手术一般为全麻手术,术前 6 小时须禁食、禁水。如手术当天有上呼吸道感染、鼻塞黄脓涕等,建议暂缓手术。入院后手术前护士会发给患者剃鼻毛机用于剃鼻毛。

术中

患者进入手术室之后会有麻醉医生为其进行麻醉,简单来说,患者会接受静脉注射麻醉药或经面罩吸入麻醉药,然后进入梦乡。麻醉医生气管插管后,手术开始。手术半小时左右,收尾时会根据术腔情况决定是否进行伤口填塞。

术后

(1) 术后当天:手术结束后患者会被送至麻醉复苏室,待麻醉清醒后拔除气管插管,患者即可安全返回病房。全麻手术的患者术后 6 小时禁食、禁水、绝对卧床,6 小时后可开放饮食、下床活动。首次开放饮食建议先少量饮温水,如无不适可进食。首次下床时，部分患者可能因为体位变化而出现低血压或晕厥，需缓慢移动，且家属在旁搀扶。术后当天部分患者可能出现头痛、恶心、胃部不适，多为麻醉反应；如有严重不适，须及时告知护理人员及医生。

（2）术后第一天起：患者可正常活动、温软健康饮食，如无特殊情况可出院休养。大部分患者鼻腔无须填塞，如术后鼻腔填塞纱条，多于 48 小时内由医生取出。术后 1 周内鼻腔可能会有麻木，为正常现象。术后 1 周内鼻腔伤口处有少量血痂，无须自行清理，可于术后 1 周门诊复诊时清理。

鼻内镜下鼻中隔偏曲矫正术

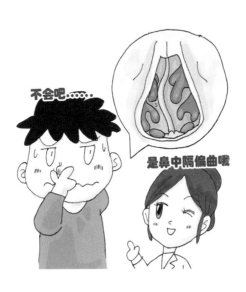

小亮打小就鼻子不通气,特别是左边鼻子,一到冬天就只靠右边鼻子通气了。最近左鼻孔还总是流鼻血,小亮担心鼻子里长东西,就来了医院。经过CT和鼻内镜检查,医生告诉小亮,他鼻子里没有长东西,而是鼻中隔的骨头长歪了,建议进行微创矫正手术。

·什么是鼻中隔偏曲?

　　鼻中隔的骨性或软骨结构偏向一侧或两侧,称为鼻中隔偏曲,包括生理性偏曲和病理性偏曲。如引起鼻塞、鼻出血、头痛等症状,则称为病理性偏曲。

·为什么会鼻中隔偏曲?

　　(1) 先天发育造成:发育过程中,鼻骨及软骨生长受力不均匀。

　　(2) 外伤:鼻部遭遇外力冲击可能导致鼻中隔偏曲甚至鼻中隔骨折。

　　(3) 占位性病变:如鼻腔良性或恶性肿瘤生长压迫,可能导致鼻中隔偏向对侧。

·鼻中隔偏曲有哪些症状?

(1) 单侧持续性鼻塞,或双侧鼻塞以某一侧鼻塞为主。

(2) 单侧鼻出血。

(3) 单侧鼻塞伴同侧头痛。

(4) 如继发鼻窦炎,还可能出现流脓涕、嗅觉减退等。

·鼻中隔偏曲是否一定要做手术?

生理性鼻中隔偏曲无须手术。病理性鼻中隔偏曲可能同时合并慢性鼻炎,建议先采用激素类鼻喷剂等药物治疗。严重的鼻中隔偏曲造成药物无法缓解的鼻塞、反复鼻出血、继发鼻窦炎等,可考虑手术治疗。

·鼻中隔矫正术可以做择期手术，也可以做全麻日间手术。

鼻中隔矫正日间手术围手术期管理

 术前

本手术一般为全麻手术,术前 6 小时须禁食、禁水。入院后手术前护士会发给患者剃鼻毛机用于剃鼻毛。

术中

患者进入手术室后会有麻醉医生为其进行麻醉。简单来说,患者会接受静脉注射麻醉药或经面罩吸入麻醉药,然后进入梦乡。麻醉医生行气管插管后,手术开始。手术1小时左右,收尾时会进行双侧鼻腔填塞。

术后

(1) 术后当天:手术结束后患者会被送至麻醉复苏室,待麻醉清醒后拔除气管插管,患者即可安全返回病房。全麻手术的患者术后6小时禁食、禁水、绝对卧床,6小时后可开放饮食、下床活动,首次开放饮食建议先少量饮温水,如无不适可进食。首次下床,部分患者可能因为体位变化而出现低血压或晕厥,须缓慢移动,且家属在旁搀扶。因鼻腔填塞及麻醉反应,术后当天部分患者可能出现头痛、恶心、口干,为正常现象。如有严重不适,须及时告知护理人员及医生。

(2) 术后第一天起:患者可正常活动、温软健康饮食。术后鼻腔填塞纱条,多于48小时内由医生取出,取出后即可出院。术后1周内鼻腔可能会有反应性水肿,为正常术后反应,可使用呋麻滴鼻液等缓解鼻塞(呋麻滴鼻液不得连用超过7天)。术后1周内鼻腔伤口处有少量血痂,无须自行清理,可于术后1周门诊复诊清理鼻腔伤口。

真菌性鼻窦炎

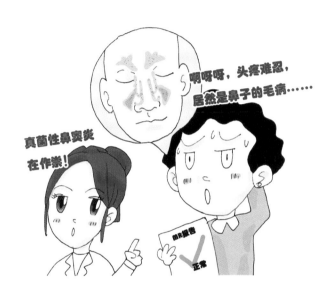

引　子

王阿姨这几个月总是后脑勺疼，前几天感冒后，头痛难忍，就去医院神经内科就诊。医生给王阿姨做了头颅MRI，并告诉王阿姨，她的大脑没问题，问题出在鼻窦，她的蝶窦里满满的都是霉菌，需要找耳鼻喉科医生做手术。

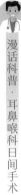
·什么是鼻窦?

鼻窦,通俗而言就是鼻腔周围、颅面骨内部的一组空腔,分为上颌窦、筛窦、额窦、蝶窦。鼻腔就像一条走廊,走廊两侧是一些空房间,这些空房间就是我们的鼻窦,负责调节鼻腔通气和气压,帮助发音共鸣。如果因为炎症、解剖、肿瘤、先天性因素,鼻腔及鼻窦发生通气障碍,就容易诱发鼻窦炎。

·什么是真菌性鼻窦炎? 有什么症状?

(1)真菌性鼻窦炎也称霉菌性鼻窦炎,是真菌定植在鼻窦引起的炎症性疾病,分为侵袭性真菌性鼻窦炎和非侵袭性真菌性鼻窦炎。通常我们所说的真菌性鼻窦炎指的是非侵袭性真菌性鼻窦炎。真菌性鼻窦炎多发生于免疫力低下的人群,与生活环境存在霉菌也有一定关系。

(2)真菌性鼻窦炎会出现面部或头部胀痛、回吸涕带血丝、鼻腔异味等症状。

(3)真菌性鼻窦炎只能通过手术来治疗。手术的目的是开放窦口、把窦腔内的霉菌彻底清理干净。

·真菌性鼻窦炎可以进行全麻日间手术。

真菌性鼻窦炎日间手术围手术期管理

 术前

本手术一般为全麻手术，术前 6 小时须禁食、禁水。入院后手术前护士会发给患者剃鼻毛机用于剃鼻毛。

术中

患者进入手术室后会有麻醉医生为其进行麻醉。简单来说，患者会接受静脉注射麻醉药或经面罩吸入麻醉药，然后进入梦乡。麻醉医生进行气管插管后，手术开始。手术 1 小时左右，收尾时会根据术中情况酌情进行鼻腔填塞，分为可吸收填塞物（如明胶海绵）和不可吸收填塞物（如止血海绵）。

术后

（1）术后当天：术后患者会被送至麻醉复苏室，待麻醉清醒后拔除气管插管，患者即可安全返回病房。全麻手术患者术后 6 小时禁食、禁水、绝对卧床，6 小时后可开放饮食、下床活动，首次开放饮食建议先少量饮温水，如无不适可进食。首次下床部分患者可能因为体位变化而出现低血压或晕厥，须缓慢移动，且家属在旁搀扶。因鼻腔填塞及麻醉反应，术后当天部分患者可能出现头痛、恶心、口干，为正常现象，如有严重不适，须及时告知护理人员及医生。

（2）术后第一天起：患者可正常活动、温软健康饮食。

术后如有不可吸收的鼻腔填塞物,多于 24 小时内由医生取出,取出后即可出院。术后 1 周内鼻腔可能会有反应性水肿及少量渗血,为正常术后反应,可使用呋麻滴鼻液等缓解鼻塞及鼻出血情况(呋麻滴鼻液不得连用超过 7 天)。术后 1 周内鼻腔伤口处有少量血痂,无须自行清理,可于术后 1 周门诊复诊时清理。

鼻内镜下鼻腔泪囊吻合术

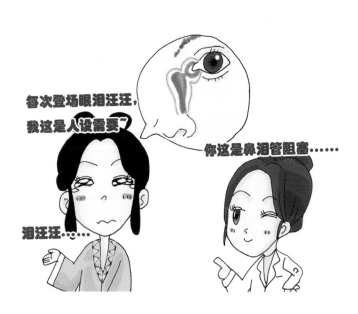

阿萍觉得自己最近变成了林黛玉，总是"临风陨泪"，特别是早上起床，总是眼泪汪汪的。阿萍来医院看病，医生用一根管子给她通了通泪道，然后告诉她这是鼻泪管阻塞，需要做一个微创手术。

·什么是鼻泪管阻塞？

在我们的内眼角，有两个泪小点，一上一下，负责收集眼泪，眼泪经过泪小管到达泪囊和鼻泪管。鼻泪管开口于下鼻道，炎症、肿瘤、外伤、手术，或者先天性因素等，可能会导致鼻泪管狭窄或者阻塞。

·鼻泪管阻塞有什么症状？

鼻泪管阻塞可以无明显症状，或者表现为溢泪。如阻塞时间久、继发感染，则会出现眼痒、眼部胀痛、红肿、溢脓等，有时少量溢脓也会被误认为"眼屎增多"。

·鼻泪管阻塞如何治疗？

（1）如合并感染，可以考虑先行抗感染治疗，使用抗生素滴眼液等。

（2）保守治疗无效，可以考虑鼻泪管探通术。

（3）可考虑鼻内镜下鼻腔泪囊吻合术，相当于给阻塞的鼻泪管"改道"。

（4）如已明确诱因为肿瘤等或者存在解剖学异常，须同期手术。

·**鼻内镜下鼻腔泪囊吻合术属于全麻手术，在患者身体状况及病情允许的情况下，可以做日间手术。**

鼻内镜下鼻腔泪囊吻合日间手术围手术期管理

术前

本手术一般为全麻手术，术前 6 小时须禁食、禁水。入院后手术前护士会发给患者剃鼻毛机用于剃鼻毛。

术中

患者进入手术室之后会有麻醉医生为其进行麻醉，简单来说，患者会接受静脉注射麻醉药或经面罩吸入麻醉药，然后进入梦乡。麻醉医生进行气管插管后，手术开始。手术 1 小时左右。

术后

（1）术后当天：术后患者会被送至麻醉复苏室，待麻醉清醒后拔除气管插管，患者即可安全返回病房。全麻手术的患者术后6小时禁食、禁水、绝对卧床，6小时后可开放饮食、下床活动，首次开放饮食建议先少量饮温水，如无不适可进食。首次下床部分患者可能因为体位变化而出现低血压或晕厥，须缓慢移动，且家属在旁搀扶。术后当天部分患者可能出现头痛、恶心、口干，为正常现象。如有严重不适，须及时告知护理人员及医生。

(2) 术后第一天起：患者可正常活动、温软健康饮食。术后须口服抗生素治疗。术后1周内鼻腔伤口处有少量血痂，无须自行清理，可于术后1周门诊复诊时清理。术后须及时至眼科门诊行泪道冲洗等治疗。

鼻咽部活检术

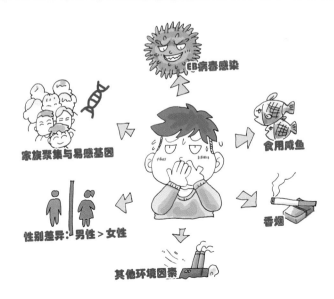

EB病毒感染

家族聚集与易感基因

食用咸鱼

性别差异：男性 > 女性

香烟

其他环境因素

　　小张最近参加了单位组织的职工体检,其中有一项指标 EB 病毒阳性,建议在耳鼻喉科门诊进一步诊疗。小张在网上搜了一下,紧张坏了,网上说 EB 病毒感染可能是鼻咽癌! 小张正值而立之年,是家里的顶梁柱,他赶快来到医院就诊。医生给小张解释了 EB 病毒感染与鼻咽癌的关系。简单来说, EB 病毒感染只是其中一个危险因素,并不是说 EB 病毒感染就是得了鼻咽癌,还需要做一些检查进一步明确。医生给小张安排了电子鼻咽镜检查,结果提示小张的鼻咽部确实有个肿物,需要行鼻咽部活检术。

·什么是 EB 病毒阳性? EB 病毒感染与鼻咽癌是什么关系?

　　EB 病毒又叫"亲吻病毒",主要通过唾液传播,是人们通过呼吸道可能会接触的病毒之一。研究表明,EB 病毒抗体特别是 VCA‐IgA 升高和鼻咽癌有一定的相关性。随着医学进步,EB 病毒检测越来越多地作为体检筛查指标被加入进来。

　　EB 病毒阳性提示有既往感染或新近感染,并不意味着一定是鼻咽癌,需要至耳鼻咽喉科进一步检查。

·体检提示"EB病毒阳性"还需要进一步做哪些检查？

可以检查 EB 病毒抗体、EB 病毒 DNA 等一系列指标，同时进行电子鼻咽镜检查或同时行鼻咽部 MRI 评估鼻咽部有没有新生物，如果有鼻咽癌家族史、来自鼻咽癌高发地区（如广东）、喜食腌制食物如咸鱼等，则更加需要警惕。

·鼻咽癌有哪些症状？

鼻咽癌的发病部位在鼻咽部，即鼻腔的最后方和咽喉的最上方交会处，因其部位隐匿、发病初期症状不典型，经常被忽视，很多患者会以耳下或颌下淋巴结肿大为首要就诊症状，发现时往往已经是晚期。鼻咽癌的早期症状有耳闷、耳鸣、回吸涕带血丝，部分患者会有头痛，晚期症状有颈部淋巴结肿大、头痛、面部麻木、复视等。因此，发现颈部肿块或者有耳闷、鼻涕中带血丝、回吸涕带血丝等症状，需要及时就诊。

·鼻咽癌怎么治疗呢？

鼻咽癌的治疗根据病情的严重程度，即分期决定。鼻咽癌的大部分病理类型对于放射治疗很敏感，早期可单纯放疗治疗，有远处转移的晚期患者可考虑放化疗及靶向治疗等综合方式,对于部分复发的鼻咽癌还可以考虑手术治疗。

· **鼻咽部活检术属于局麻日间手术。**

鼻咽部活检日间手术围手术期管理

 术前

本手术为局麻手术,术前无须禁食、禁水。术前须剃鼻毛(日间病房会提供消毒好的剃鼻毛机)。

术中

医生会先在鼻腔使用表面麻醉的棉片,之后使用器械钳取部分肿物组织送病理,钳取之后会进行止血操作,确认无活动性出血后结束手术。手术操作约数分钟,患者应尽量避免打喷嚏,如术中因鼻痒想打喷嚏须提前告知操作医生。

 术后

(1)术后当天或数日内可能会有少量痰中带血丝现象,无须特别处理。

(2)术后1周内宜清淡温软饮食,避免剧烈运动。

(3)术后1周左右须至主刀医生处复诊,查询病理结果。

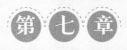

头颈部疾病知多少

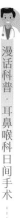

甲状腺结节，要不要手术切除

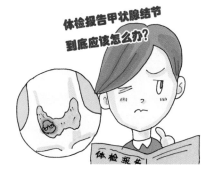

体检报告甲状腺结节 到底应该怎么办？

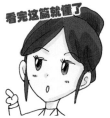

看完这篇就懂了

引 子

　　随着人们自我健康意识的不断提高、参加体检的人数的增加、体检设备的发展，近年来甲状腺结节的发病率明显升高。多个流行病学研究表明，高分辨率超声的检出率可高达20％～76％。对于这项异常的体检结果，人们常忧心忡忡，担心甲状腺结节会不会是甲状腺癌，要不要手术切除以绝后患。下面我们就来科普一下关于甲状腺结节的医学知识。

·什么是甲状腺结节?

甲状腺结节是很多甲状腺疾病共有的一种临床表现,主要包括结节性甲状腺肿、甲状腺自身免疫性疾病、甲状腺的炎症性疾病及甲状腺肿瘤。很多诱因可能导致甲状腺结节的形成,例如碘摄入不合理、内分泌失衡、放射线暴露或精神压力等因素。结节的表现多样化,数目可为单发或多发,质地可为实性、囊实性或囊性。大多数甲状腺结节患者没有临床症状,合并甲状腺功能异常时,可出现甲状腺激素的变化,出现甲亢或甲减等临床表现。部分患者由于结节压迫周围组织,出现颈部可触及肿块,表现出声音嘶哑、呼吸或吞咽困难等压迫症状。

·体检发现了甲状腺结节,应该做什么检查?

得了甲状腺结节,需要专科医师结合临床表现,结合各项辅助检查进行综合评估,以判断结节是良性还是恶性。

甲状腺超声检查是评价甲状腺结节最敏感的方法。根据甲状腺影像报告和数据系统(TI-RADS)分类,将甲状腺结节按恶性程度分为 6 类。其中超声检查 TI-RADS 3 类及以下的结节提示恶性率<5%,4a 类以上的结节恶性程度明显增高,应该及时到门诊就诊,根据医生建议是否进行穿刺活检或手术治疗。另外,超声内镜引导细针穿刺术

（EUS-FNA）可以确诊大多数的甲状腺肿瘤，准确率高达95％。

除此之外，结合甲状腺功能检查、核素扫描有助于结节性质的鉴别。以诊治为目的，可能需要进一步增强CT或MRI检查，提供良好的软组织对比，从而了解结节与周围组织的关系。

· 如何治疗甲状腺结节?

如果检查发现甲状腺结节是良性的，最好每隔6～12个月进行体检或门诊随访，因为部分良性结节也可能发生恶变。

如果确诊为甲状腺癌，应及时治疗。90％以上的甲状腺癌为分化型，多数分化型甲状腺癌进展缓慢，近似良性病程，积极配合手术治疗效果通常很好。

目前手术＋^{131}I＋促甲状腺素（TSH）抑制治疗方案是国内外公认的治疗分化型甲状腺癌的理想方案，需要在医生指导下配合治疗。甲状腺癌的手术方式众多，包括颈部常规甲状腺手术切口以及颈部无切口的腔镜下甲状腺切除手术，后者为对美观有要求的患者提供了一种选择。

· 甲状腺结节完全可以行全麻日间手术。

甲状腺结节切除日间手术围手术期管理

术前

（1）完善术前常规检查，包括甲状腺功能、超声引导细针穿刺术，可能还需要做 CT、核素显像、PET 或 MRI 检查。

（2）患者无须备皮，但须取出假牙等口中可移动的异物。

（3）术前 1 天洗澡、洗头。

（4）手术为全麻手术，术前须按要求禁食、禁水。

术中

（1）经过评估，选择合适的手术方案，选择颈部常规甲状腺手术切口或颈部无切口的腔镜下甲状腺切除手术。

（2）术中配合麻醉摆放体位。

术后

（1）术后体位：患者未清醒前，应采用去枕半俯卧位。

（2）如有负压引流管可在术后 1～2 天拔除。如病情稳定，没有明显的手脚麻木、抽搐、呼吸不畅、声嘶等术后并发症，即可出院。如术区须拆线则在 5 天后拆线。

（3）术后根据病情判断是否需要甲状腺素治疗，定期复查甲状腺超声和甲状腺功能常规。

（4）恶变及远处转移者需要结合[131]I、放疗等治疗，以减轻不适，提高生活质量。

（5）不同甲状腺疾病的碘摄入建议：Graves病（即弥漫性毒性的甲状腺肿）伴甲状腺结节需要严格忌碘，尽量少吃或者不吃海带、紫菜、海鱼等海产品，以及由其加工而成的副产品，食用无碘盐。自主分泌甲状腺激素的高功能腺瘤须严格忌碘，食用无碘盐。桥本甲状腺炎伴结节无须严格忌碘，但应少吃海产品，因为高碘饮食会加重甲状腺细胞的破坏。无功能甲状腺结节无须严格忌碘，结节不会因为忌碘而缩小或消失。

女生怎么长了喉结？这是甲状舌管囊肿

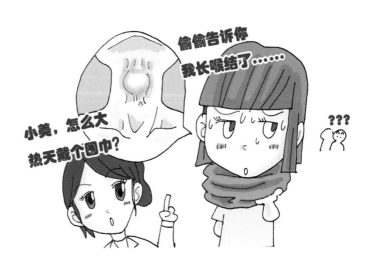

一名女生不经意发现颈前正中有一个包块，肿块不痛不痒，长得很慢，还能随吞咽上下活动，难不成是长了喉结？耳鼻喉科医师说，别慌，这不是骨骼清奇长了喉结，而可能是长了甲状舌管囊肿！

·什么是甲状舌管囊肿?

甲状舌管囊肿是颈部最为常见的一类先天性疾病，由于胚胎发育时，原始甲状腺有自舌根向气管周围下降的过程，如果这个过程完成得不到位，就会在颈前中线遗留异位甲状腺或退化不全的甲状舌管，闭锁的管内上皮仍在分泌液体，于是就形成了甲状舌管囊肿。如果囊肿体积较小，没有明显症状，则常常不会被发现。部分病例因囊肿增大显现，或感染导致快速增大，才引起重视。本病男性和女性的发病率无明显差异，多表现为舌骨下囊肿，少部分呈现颈前瘘口也称甲状舌管瘘。

·甲状舌管囊肿有什么表现?

可发生于自颏下至胸骨上切迹之间颈前中线的任何部

位,通常无明显症状,多表现为颏下至喉结颈部中线附近的圆形肿物,边界清楚,质韧有弹性或囊性感,因与舌骨或舌根具有连带关系,故可随吞咽或伸舌而上下移动,但推移时活动有限。如发生感染,除局部有炎症外,肿块可短期内明显增大。

· 发现了甲状舌管囊肿,怎么办呢?

结合病史、甲状腺及颈部超声、颈部 CT 等辅助检查,可以观察肿物形态及其与周围组织结构的关系。对于超声、CT 等检查在正常甲状腺区域未发现甲状腺的患者,需要做甲状腺同位素扫描,用来排除异位甲状腺。那么,确诊了甲状舌管囊肿,该怎么办呢? 手术切除是治疗的主要手段。若囊肿较小,无明显临床症状,不愿接受手术的情况下,可随诊观察,必要时再进行手术。如果发生了急性感染,应控制感染至少 2 周后再行手术治疗。

· 甲状舌管囊肿切除术属于全麻日间手术。

甲状舌管囊肿切除日间手术围手术期管理

(1) 完善术前常规检查,包括超声、颈部 CT 等专科检查。

（2）患者无须备皮，但须取出假牙等口中可移动的异物。

（3）术前 1 天洗澡、洗头。

（4）手术为全麻手术，术前须按要求禁食、禁水。

术中

（1）在各项术前准备完成后于全麻下行甲状舌管囊肿切除术，切口一般为颈部横切口。

（2）术中配合麻醉摆放体位。

术后

（1）体位：患者未清醒前，应采用去枕半俯卧位。

（2）颈部术后护理常规，由半流食逐渐过渡到软食，接受抗感染对症治疗。如有引流管，应注意引流液的量及性质，适时拔除引流管。

（3）注意观察基本生命体征，是否有呼吸困难，注意有无发热，警惕口底术区感染；术中舌骨上下肌群部分切断，所以应少做吞咽动作，饮食以软食为主。出院后定期换药、拆线（如需）、随访。

下巴下方的不明肿物，警惕下颌下腺肿瘤

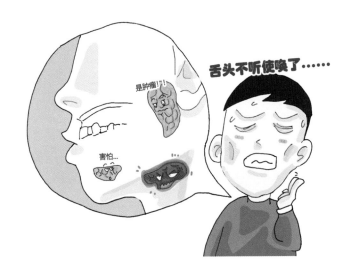

引 子

　　在我们的身体里，有一个被忽视的小角落——下颌下腺。这个位于我们下巴下方的腺体，虽然不大，但它的工作却非常繁重。它负责分泌唾液，帮助消化食物，保持口腔湿润。然而，有时候，这个勤劳的小腺体会遭遇一些不速之客——肿瘤。今天让我们来了解一下下颌下腺肿瘤的相关知识。

· 什么是下颌下腺?

下颌下腺又称颌下腺,是仅次于腮腺的第二大涎腺。下颌下腺腺体呈扁圆形,由颈深筋膜浅层完全包裹,与周围的结构分界清楚。有 3 个重要的神经与腺体相邻,分别是面神经下颌缘支、舌下神经及舌神经。因此,当下颌下腺长了肿瘤,可能会压迫或侵犯到相应的神经而出现麻木、疼痛、舌头活动障碍等不适。

· 下颌下腺肿瘤有哪些表现?

下颌下腺肿瘤中恶性肿瘤的发生率大约占 60%。下颌下腺的良性肿瘤以多形性腺瘤最为常见,也称为混合瘤。下颌下腺肿瘤一般为无痛性肿块,生长缓慢,肿块体积可大可小,可活动,也可有典型的结节状表现,双手触诊可清楚扪及。恶性肿瘤最常见的为腺样囊性癌。腺样囊性癌早期多见无痛性肿块,部分患者可能伴有疼痛或触痛,但不剧烈,病程可长达数年或十余年,多表现为缓慢生长的肿块近期突然生长迅速。瘤体可长到很大,位置固定,不可活动。肿瘤可沿神经周围生长,引起神经症状,如患侧舌神经受累,可出现舌痛或舌麻木。

·如何区分下颌下腺肿瘤的良恶性?

根据病史及临床检查不难区分肿块的良恶性,但准确的诊断尚需依靠病理学检查。临床上通过彩色多普勒超声、CT、MRI以及穿刺病理学检查等方法,才能明确下颌下腺肿物的性质。为排除其他部位转移到下颌下区的肿瘤,可能还需要行鼻内镜、电子纤维喉镜检查及必要的影像学检查。

·确诊下颌下腺肿瘤该怎么办?

下颌下腺肿瘤无论良恶性,首先要考虑手术治疗。良性肿瘤选择肿瘤连同下颌下腺一并切除。恶性肿瘤则根据病变范围及病理特点而定,且根据病理学诊断,对恶性肿瘤可辅以放化疗。经过严谨的术前病情评估和麻醉评估,良性肿瘤患者可以进行全麻日间手术。

良性下颌下腺肿瘤日间手术围手术期管理

术前

(1)完善术前常规检查,包括超声、颈部CT、MRI等检查,根据需要完善鼻内镜、电子纤维喉镜检查。

(2)患者无须备皮,但须取出假牙等口中可移动的异物。

（3）术前1天洗澡、洗头。

（4）术前按要求禁食、禁水。

术中

（1）在各项术前准备完成后于全麻下手术。

（2）术中配合麻醉摆放体位。

术后

（1）术后体位：患者未清醒前，应采用去枕半俯卧位。

（2）颈部术后护理常规，由半流食逐渐过渡到软食，接受抗感染对症治疗。如有引流管，应注意引流液的量和性质，适时拔除引流管。

（3）注意观察基本生命体征，是否有呼吸困难、血肿形成，注意有无发热，警惕口底术区感染。饮食以软食、清淡饮食为主。出院后定期换药、拆线（如需）。

（4）下颌下腺恶性肿瘤出院后应终身定期随访，尽早发现患者可能复发的情况，采取进一步治疗措施。复诊除了常规的体格检查外，还要进行超声、CT 或 MRI 检查。对于晚期患者或手术切除不彻底的切缘阳性者，应根据情况进一步放化疗等。

这可不是简单的痘痘——颈部皮脂腺囊肿

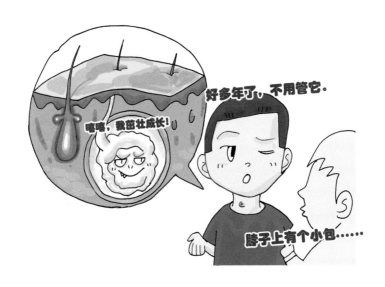

<<<<< · 引 子 · >>>>>

　　30岁的李先生近三年颈部长了一个直径约1厘米的包块，平时不疼不痒，以为是普通的痘痘，就没有去管它。最近感觉到疼痛逐渐加重，"痘痘"周围红肿，终于来到医院，被诊断为皮脂腺囊肿合并感染，需要行脓肿切开引流，后期换药治疗，感染控制后还要做二次肿物切除手术，王先生听了很后悔没有早点来医院。下面就让我们看看到底什么是皮脂腺囊肿。

·什么是皮脂腺囊肿?

皮脂腺囊肿常发生于面部、颈部、后背部、耳背、腋窝这些皮脂腺分泌旺盛,或不容易被清洗到的部位,俗称"粉瘤"。皮脂腺囊肿是临床上比较常见的皮肤良性体表肿物,是由于灰尘或细菌感染等使得皮脂腺排泄受阻,皮脂腺囊状上皮被逐渐增多的内容物膨胀,从而形成的潴留性囊肿。本病多见于皮脂腺分泌较旺盛的青年,尤其是男性患者中。

·颈部皮脂腺囊肿临床表现是什么?

颈部皮脂腺囊肿多为单个发病,形状为圆球体,硬度中等或有弹性,高出皮面,大小不等,小者如豆粒,大者直径可达 7~8 厘米。表面与皮肤有粘连,基底可推动。皮色可能正常,也可为淡蓝色。皮肤表面可见一个开口小孔,挤压时可见少许白色豆腐渣样内容物溢出。囊肿可存在多年而没有不适症状,但是发生感染时会出现红肿、压痛,严重时可能出现化脓、破溃。

·发现皮脂腺囊肿怎么办?

最常用的根治方法为手术治疗,可以行日间局麻手术。应当尽量完整地剥离囊肿,不残留囊壁,否则易复发。针对位于面、颈部的病变时,手术切除应考虑到美容效果。医生一般会采用小切口切除面颈部皮脂腺囊肿,在皮肤无张力情况下缝合,以达到美观效果。

已合并感染的皮脂腺囊肿应在感染控制后再手术切除病灶。对于局部感染不能控制或已经合并脓肿破溃者应切开引流。

· 颈部皮脂腺囊肿切除术属于局麻日间手术。

颈部皮脂腺囊肿切除日间手术围手术期管理

术前

(1) 患者无须备皮,术前1天洗澡、洗头。

(2) 局麻手术,手术当天可正常饮食,无须禁食、禁水。

术中

(1) 术中患者意识清醒,手术时间一般数十分钟。

(2) 手术过程中会酌情局部注射麻药,以减轻疼痛。

(3) 伤口多采用美容缝线缝合,无须加压包扎。

术后

(1) 术后次日至门诊挂号,开具换药单并进行换药(即处理伤口),每日换药时观察伤口情况。

(2) 手术后定期拆线(如需)。

(3) 术后饮食宜清淡,忌肥甘厚味。

（4）清洁伤口无须口服抗生素，如考虑感染可能需口服抗生素。

（5）皮脂腺囊肿手术切口容易感染，如果术后伤口有发红、肿胀、疼痛等，须及时就诊、用药。

▶ 明确颈部淋巴结肿大的性质——穿刺或活检 ◀

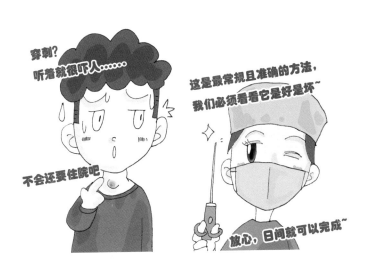

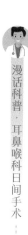

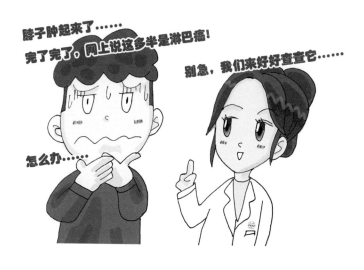

引 子

　　一名男子无意间发现自己颈部有肿大的淋巴结，一时间急得六神无主。耳鼻喉科医生建议，别紧张，及时来医院就诊，先搞清楚病变的性质。

·什么是颈部淋巴结肿大?

　　颈部淋巴结肿大是指在各种病理因素作用下，颈部淋巴结发现异常增大，直径多大于 0.5 厘米，是临床各科常见的病症，也是病理科最常检查并诊断的病变之一。颈部淋巴结肿大的原因十分复杂,可发生于任何年龄段人群,故接诊颈部淋巴结肿大患者时,临床医生应高度重视。

· **颈部淋巴结肿大可能与哪些因素有关?**

以淋巴结反应性增生、淋巴结炎最为多见,其次为转移性癌、淋巴结核、淋巴瘤等。

· **什么是颈部淋巴结穿刺?**

肿物细针穿刺活检术(FNA)是临床常规的诊断手段,其准确率达 $70\% \sim 90\%$,但由于细针穿刺取材的局限性,以及其无法行精细的组织学诊断,故阴性诊断不能排除恶性病变的可能。临床医生在高度怀疑病变恶性情况下,若穿刺结果为阴性,可考虑行日间手术——全麻颈部淋巴结活检术。

日间颈部淋巴结活检术围手术期管理

(1) 完善术前常规检查以及超声检查、颈部 CT 等专科检查。

(2) 颈部备皮,取出假牙等口中可移动的异物。

(3) 全麻手术须按要求禁食、禁水。

术中

（1）术中配合麻醉摆放体位。

（2）根据淋巴结位置作颈部切口，术中切除淋巴结送病理活检。

术后

（1）术后体位：患者未清醒前，应采用去枕半俯卧位。

（2）颈部术后护理常规：伤口无菌换药包扎，如有引流管，应注意引流液的量及性质，适时拔除引流管。

（3）注意观察基本生命体征，是否有呼吸困难，有无发热及感染。出院后定期换药、拆线。根据术后病理性质确定进一步诊疗方案。

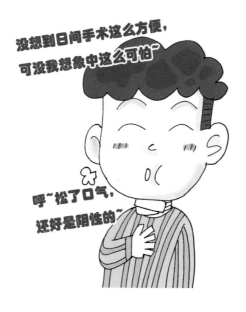

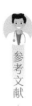

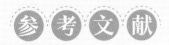

［1］张继东,骆华杰,闻大翔,等.上海仁济医院日间手术专科化道路发展实践及思考[J].中国医院,2023,27(09):88－91.DOI:10.19660/j.issn.1671-0592.2023.09.24.

［2］栾伟,李志勇,吴慧超,等.区域性"1＋1"医疗联合体分级诊疗模式构建及效果[J].社区医学杂志,2019,17(12):739－742.DOI:10.19790/j.cnki.JCM.2019.12.16.

［3］毕琪,骆华杰.1997—2017年基于CNKI数据库的日间手术文献计量分析[J].中国医院,2019,23(01):34－37.DOI:10.19660/j.issn.1671-0592.2019.01.12.

［4］邵维君,朱华,闻大翔,等.日间手术诊疗全过程信息化管理[J].中国卫生质量管理,2018,25(04):6－9.DOI:10.13912/j.cnki.chqm.2018.25.4.03.

［5］贾昊,骆华杰,胡潇泓,等.应用品管圈探索日间手术医院-社区延伸康复模式的实践[J].华西医学,2017,32(04):483－487.

［6］龚兴荣,骆华杰,贾昊,等.日间手术集中式与分散式管理模式的研究及实践[J].中国医院,2015,19(08):37－38.

［7］孟丽莉,张继东,朱华,等.运用IT设计医院日间管理新模式的难点与对策[J].中国数字医学,2014,9(06):87－89.

［8］沈志豪,骆华杰,金晓杰,等.双极电凝在全身麻醉下扁桃体摘除术中的应用[J].山东大学耳鼻喉眼学报,2011,25(03):89－92.

［9］中国儿童OSA诊断与治疗指南制订工作组,中华医学会耳鼻咽喉头颈外科学分会小儿学组,中华医学会儿科学分会呼吸学组,等.中国儿

童阻塞性睡眠呼吸暂停诊断与治疗指南(2020)[J]. 中华耳鼻咽喉头颈外科杂志,2020,55(08):729-747.

[10] 中华医学会耳鼻咽喉头颈外科学分会耳科学组,中华耳鼻咽喉头颈外科杂志编辑委员会耳科组. 中耳炎临床分类和手术分型指南(2012)[J]. 中华耳鼻咽喉头颈外科杂志,2013,48(01):5-5. DOI:10.3760/cma.j.issn.1673-0860.2013.01.003

[11] 中华耳鼻咽喉头颈外科杂志编辑委员会鼻科组,中华医学会耳鼻咽喉头颈外科学分会鼻科学组. 中国慢性鼻窦炎诊断和治疗指南(2018)[J]. 中华耳鼻咽喉头颈外科杂志,2019,54(02):81-100. DOI:10.3760/cma.j.issn.1673-0860.2019.02.001

[12] 中华医学会,中华医学会杂志社,中华医学会全科医学分会,等. 成人阻塞性睡眠呼吸暂停基层诊疗指南(2018 年)[J]. 中华全科医师杂志,2019,18(01):21-29. DOI:10.3760/cma.j.issn.1671-7368.2019.01.007

[13] 中国儿童 OSA 诊断与治疗指南制订工作组,中华医学会耳鼻咽喉头颈外科学分会小儿学组,中华医学会儿科学分会呼吸学组,等. 中国儿童阻塞性睡眠呼吸暂停诊断与治疗指南(2020)[J]. 中华耳鼻咽喉头颈外科杂志,2020,55(08):729-747. DOI:10.3760/cma.j.cn115330-20200521-00431

[14] 中华医学会内分泌学分会,中华医学会外科学分会甲状腺及代谢外科学组,中国抗癌协会头颈肿瘤专业委员会,等. 甲状腺结节和分化型甲状腺癌诊治指南(第二版)[J]. 中华内分泌代谢杂志,2023,39(03):181-226. DOI:10.3760/cma.j.cn311282-20221023-00589